谨防吃出来的
寄生虫病

主　编　吴文勇　蔡茂荣　程由注
副主编　罗　鋆　林国华　黄明松
主　审　艾　琳　邓　艳

U0216686

厦门大学出版社
XIAMEN UNIVERSITY PRESS

国家一级出版社
全国百佳图书出版单位

图书在版编目（CIP）数据

谨防吃出来的寄生虫病 / 吴文勇，蔡茂荣，程由注
主编. -- 厦门：厦门大学出版社，2024.1
ISBN 978-7-5615-9109-3

Ⅰ．①谨… Ⅱ．①吴… ②蔡… ③程… Ⅲ．①食源性
疾病-寄生虫病-预防（卫生）Ⅳ．①R155.3

中国版本图书馆CIP数据核字(2023)第176636号

策划编辑 陈进才
责任编辑 李峰伟 黄雅君
美术编辑 蒋卓群
技术编辑 许克华

出版发行 厦门大学出版社
社　　址 厦门市软件园二期望海路 39 号
邮政编码 361008
总　　机 0592-2181111　0592-2181406(传真)
营销中心 0592-2184458　0592-2181365
网　　址 http://www.xmupress.com
邮　　箱 xmup@xmupress.com
印　　刷 厦门市竞成印刷有限公司

开本　787 mm×1 092 mm　1/16
印张　12.5
字数　180 千字
版次　2024 年 1 月第 1 版
印次　2024 年 1 月第 1 次印刷
定价　85.00 元

厦门大学出版社
微信二维码

厦门大学出版社
微博二维码

吴文勇，男，1973 年 12 月生，1997 年毕业于福建医科大学预防医学专业，现任云霄县疾病预防控制中心主任兼书记，主任医师。长期从事血吸虫病防控、监测和人体寄生虫调查，以及传染性疾病、消毒杀虫和慢性病防控等工作。先后发表《云霄县土源性寄生虫感染现状调查》《福建省云霄县淡水蟹种类及其感染并殖吸虫囊蚴的调查》《福建省南部博平岭山脉九龙江等流域并殖吸虫螺、蟹宿主动物种群多样性调查》等多篇学术论文；获漳州市科技局自然科学基金资助项目课题（ZZ2013J43）。近年在漳江、九龙江流域开展肺吸虫病传播动物宿主研究，查见拟钉螺、短沟蜷、沼蜷螺、沟蜷螺等多种螺类，其中：云霄县下河乡的黑贝螺科螺类，经形态及分子鉴定为海南沟蜷螺，为肺吸虫第一中间宿主首次记录；第二中间宿主有华溪蟹、华南溪蟹、南海溪蟹、闽溪蟹和束腰蟹等多种蟹类，其中在云霄县火田镇瓦坑村发现待定种的闽溪蟹，经南京师范大学生命科学学院分子鉴定为一新种。该研究揭示了福建南部肺吸虫宿主螺、蟹种群及分布特征。2003 年被福建省卫生厅评为福建省消灭丝虫病先进个人称号；2008 年获得福建省卫生厅抗震救灾先进个人称号；2009 年获得漳州市优秀青年科技人才荣誉称号；2020 年入选漳州市第二届有突出贡献中青年医疗专家。

蔡茂荣，男，1964 年 11 月生，1985 年毕业于福建医学院卫生系卫生专业，漳州市疾病预防控制中心主任医师，兼福建医科大学教授，漳州市疾病预防控制系统学科带头人。长期从事重大疾病防控，发表学术论文 46 篇，主编《福建省肺吸虫与肺吸虫病》专著；获国家自然科学基金资助项目 1 项、漳州市重大科技资助项目 1 项、自然科学基金资助项目 2 项。开展漳州及相关地区肺吸虫病传播宿主研究，发现沼蜷螺、沟蜷螺、华南溪蟹、南海溪蟹和闽溪蟹等属新物种或新记录，丰富了福建省肺吸虫与肺吸虫病自然资源研究资料。2003 年被中华预防医学会评为抗击"非典"的"先进科技工作者"；2008 年 11 月被福建省委、省政府授予"抗震救灾先进个人"的光荣称号；2012 年 8 月被漳州市委、市政府授予漳州市第二批优秀人才称号；2018 年被漳州市委评为"有突出贡献的中青年医疗卫生专家"。

程由注，男，1950 年 10 月生，福建省疾病预防控制中心主任技师、二级教授。曾任：中华医学会热带病与寄生虫学分会第四、五届委员会委员、常委；福建省医学会感染病分会第四、五届委员会常委及第六届顾问；福建省动物学会第八、九、十届理事会常委。1977 年厦门大学生物系毕业，师从林宇光教授。长期致力于血吸虫病防治监测和人体寄生虫调查研究。开展科技部"十五"国家科技攻关计划合作项目（福建省"广州管圆线虫病疫源地调查"）和国家种质资源平台合作项目（福建省寄生虫标本及资料的整理、整合和新资源研究）。先后获省、部级科技成果奖二等奖 5 项，三等奖 10 余项，其中 2001 年和 2007 年分别获中华医学科技奖二等奖和中华预防医学科技奖二等奖并两次进京受奖。主编《福建省肺吸虫与肺吸虫病》专著。退休后近十余年来依然奔波于崇山峻岭、丛林溪坑，捕捉标本，探索未知。

序

寄生虫病是严重危害人民身体健康的古老疾病。随着农村生产、生活方式的改变，农家肥施用减少、居住环境改善和生活水平提高，本来常见的人体肠道寄生虫感染与发病日趋减少。据全国首次人体寄生虫分布调查（1988—1992年）显示，人群总的感染率为 62.63%；10 年后（2002 年）的第二次全国流调结果显示，感染率降至 25.86%，其中，土源性线虫感染率为 19.34%；又 10 年后（2012 年）的第三次全国流调结果显示，土源性线虫感染率降至 3.38%，比第二次流调结果下降的幅度高达 82.52%，有些地区感染率降至 1% 以下。多数地区人群普查时很难查及蛔虫卵、钩虫卵和鞭虫卵，过去常见的肠道寄生虫在当今则成为罕见的寄生虫感染。但食源性寄生虫病则与这类和耕作及居住环境有关的土源性寄生虫病相反，由于人口流动增加、有害物种引进和商品流通扩散，因此，由生食或半生食引起感染与发病的食源性寄生虫病则明显增多，可侵犯城市以及乡村各阶层人群，而且病情严重，有些临床医生经验不足可致误诊错治，成为寄生虫病领域的新问题，如北京"福寿螺事件""云南怪病""贵州绿巨人"等食源性寄生虫病屡见不鲜。

寄生虫病曾是一类被忽视的贫穷传染病，过去多流行于农村与山区，但在食物极为丰富的现代，其正在由"穷病"变为"富病"。地上爬的、水中游的、洞里钻的、天上飞的都被捉来吃，饮食的多样化、形形色色的烹调方式、外出就餐机会的增多，这些因素都增加了感染机会。一些人狂热追求生食文化，或是盲目听信生食有利于养生的谣言，造成一些地区吃出来的"怪病"频发。

本书介绍了因生食、半生食鱼、蟹、螺、蛙等，或饮生水，或食用污染食品，误食入寄生虫病原体而引发的疾病。寄生虫病原体可侵犯人体组织各个部位，诱发相应的症状和体征，临床表现错综复杂，而且临床医生易因经验不足而漏诊、误诊，给患者增添痛苦和经济负担。本书对30多种寄生虫病的病因、病原体、传播途径、诊断、预防和治疗措施进行了描述，图文并茂，由点及面，旨在向人群推广基本知识以自觉预防寄生虫病。

食源性寄生虫病是指食（饮）用被感染期寄生虫寄生或污染的食物、水而引起的人体寄生虫病或感染，也就是经口随食物（或饮水）而感染寄生虫。食源性寄生虫的种类，按寄生虫学病原学分类，可分为原虫、线虫、吸虫、绦虫、棘头虫、传播媒介昆虫及其他；根据病原体载体，又分为食物性寄生虫（内源性，即生活史复杂，需要中间传播宿主）和污染性寄生虫（外源性，即生活史简单，不需要中间传播宿主，如水或食品）。笔者考虑到描述食源性寄生虫病首先要弄清疾病的病原学，所以按寄生虫学病原学分类序列分别表述，包括原虫类，如弓形虫病、隐孢子虫病、阿米巴痢疾、贾第鞭毛虫病；线虫类，如广州管圆线虫、旋毛虫、颚口线虫、肝毛细线虫、蛔虫、蛲虫、异尖线虫；吸虫类，如肝片形吸虫、肝吸虫、姜片吸虫、异形吸虫、东方次睾吸虫、棘隙吸虫、徐氏拟裸茎吸虫；绦虫类，如孟氏裂头蚴、猪囊虫、猪带绦虫、牛带绦虫、棘球绦虫，以及昆虫传播的西里伯瑞裂绦虫、犬复孔绦虫、短膜壳绦虫、长膜壳绦虫等；其他还有棘头虫、舌形虫及一些由饮水引起的寄生虫病。内容涉及肉源性、鱼源性、螺源性、蟹源性、蛙及蛇源性、昆虫源性、植物源性、水源性病原等。动物源性分为肉源性寄生虫，即由不当进食肉类引起的疾病，如猪囊尾蚴病、猪带绦虫病、牛带绦虫病、旋毛形线虫病等；鱼源性寄生虫病，即由不当进食鱼及鱼制品引起的疾病，有棘颚口线虫病、华支睾吸虫病、东方次睾吸虫病、棘隙吸虫病和绦虫类的阔节裂头绦虫病等；螺源性寄生虫病，即以螺为传播宿主，由不当食用螺蛳而引起的疾病，如广州管圆线虫病等；蟹源性寄生虫病，即某些寄生虫幼虫由蟹携带，由食用没有煮熟的蟹引起的寄生虫病，如并殖吸虫（肺吸虫）等；蛙、蛇源性寄生虫病，即由两栖类、爬行类中间宿主引起的寄生虫病，如孟氏裂头蚴病等；尘土或水源污染性寄生虫病，如棘球绦虫卵、人蛔虫卵、原虫病病原体随宿主粪便排至体外，散落于土壤或黏附于手上，通过飞土粉尘污染食物和水源进而经口感染，包括包虫病、蛔虫病、弓形虫病、隐孢子虫病、阿米巴痢疾、贾第鞭毛虫病等；昆虫源性寄生虫病，以昆虫作为某些寄生虫的媒介传播宿主，人误食而感染发病，如蚂蚁传播的西里伯瑞列绦虫、蚤传播的犬复孔绦虫；

甲虫、蟑螂等昆虫传播的长（短）膜壳绦以及金龟子、天牛传播的棘头虫等。植物源性寄生虫病，即某些寄生虫幼虫附着在一些水生植物的根、茎块上，人们不当食用而被感染，如肝片形吸虫病、布氏姜片虫病等。在海鲜鱼贝类中，有线虫类的异尖线虫和吸虫类的徐氏拟裸茎吸虫病原，同样也可因不当食用而侵害人体。

病原体经口入人体后在全身或内脏器官中移行，侵犯不同器官组织，在脑（神经系统）或肝、胆、肺、眼及皮肌、肠道（消化系统）等引起病变，引发的临床症状错综复杂。因此，本书重点介绍这些寄生虫病例的临床特征，同时阐述其是通过何种食物、以何种方式携带病原并传播和侵染人体，以及如何诊断与避免感染并预防，内容涉及病原学、生活史、流行病学、临床学及防治、病例分析等许多知识，使人们进一步认知食源性寄生虫病。

食源性寄生虫病对人的危害不轻，但是并不可怕，属于可治、可防的疾病。俗话说："一元钱的预防抵得过十元的治疗。"而通过教育使人们认识疾病的来源、关注食品加工和饮食方式，就可以在很大程度上避免感染与发病。中国古代医学家认为"圣人不治已病而治未病"，就包含着预防为主、预防为先的意思。

陈家旭

2022 年 10 月 12 日于上海

目录

第四篇

绦虫篇 ···**139**

第五篇

其　他 ···**175**

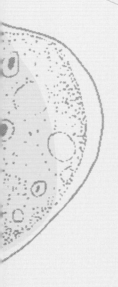

▶ 第一篇 | **原虫篇**

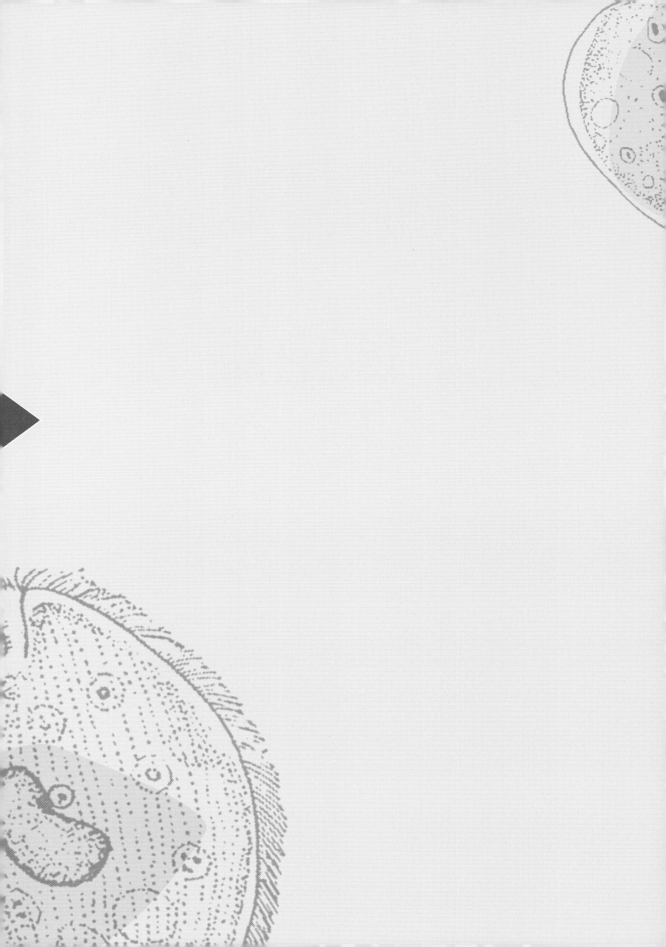

1

亲近宠物猫，
当防危害优生优育的弓形虫病

1.1 从不认识到高度重视

　　许多人体寄生虫不只是对所寄生的人体造成严重的危害，对妊娠过程中的胎儿发育也会产生影响，可谓贻害无穷，弓形虫便是其中之一，所以防治弓形虫感染应当作为"优生优育"的一项重要内容。弓形虫病在世界各地分布广泛，有 25% ～ 50% 的人被感染，欧洲一些地区的感染率甚至高达 80%。我国属于低感染地区，感染率为 5% ～ 10%。20 世纪 50 年代，我国学者首先在福建省发现了弓形虫。半个多世纪过去了，人们对该病从不认识、不重视，到今天将其作为一种重要寄生虫病进行研究。弓形虫是一种球虫，感染者多为隐性感染者，孕妇感染后果严重，可致胎儿致畸和死亡。美国相关报道统计，每年大约出生 3000 名先天性弓形虫病患儿，欧洲一些国家每一千名活产儿中有 1 ～ 7 名弓形虫病患儿，死亡率高，存活者常见先天性畸形、心脏病、眼病、智力发育不全以及其他急慢性疾病。该病已成为人类先天性感染中最为严重的疾病之一。经过长期调查，我国弓形虫病的人群感染率为 5% ～ 10%。其中，台湾人群感染率相对较高，每一万名新生儿中有 13 名先天性弓形虫感染者；上海、江苏等地不断从畸形胎儿中分离出弓形虫。大量的数据证明，弓形虫感染孕妇，可导致流产、早产、死产、畸形怪胎和弱智儿。弓形虫感染的孕妇分娩的异常胎儿数，比非弓形虫感染的孕妇高 3 ～ 9 倍，异常产的母亲和异常产儿为正常产的母亲 3 ～ 10 倍。但是，孕前的弓形虫隐性感染对胎儿的影响较小，而孕期的急性感染者中有 30% ～ 40% 会将弓形虫传给胎儿，其危害程度与母体初次感染的孕期有关，即：若感染发生在妊娠前 3 个月，则多引起流产、死产以及产下无生活能力或发育缺陷的婴儿，幸存者智力发育也会受到严重影响；若感染发生在妊娠第 4 至第 6 个月，则多出现死胎、早产，以及严重的脑、眼损害；若发生在妊娠后 3 个月，因胎儿已逐渐成熟，则可能发育正常或早产，或出生后才出现症状。一个涉及 22845 名孕妇的调查结果显示，在孕期 2～3 个月时被弓形虫感染的胎儿受损最严重，常见的临床表现有脉络膜视网膜炎、白内障、惊厥、黄疸、脑积水、肺炎、肝脾肿大、淋巴结病、小头畸形，以及呕吐、腹痛、不正常出血、发热、低体温、皮疹等，这些症状大多数在出生后数月至数年后才出现。先天性的弓形虫病是在母亲体内感染，出生后的获得性感染主要通过消化道和输血感染。有多种动物存在弓形虫感染，其中猫为弓形虫的终末宿主，粪便中有卵囊排出，而且这种卵囊的抵抗力很强。弓形虫感染的猪、牛、羊等家畜的肉和脑组织中可检出弓形虫包囊。卵囊和包囊通过饮食进入胃，扩散到各组织，引起淋巴结、中枢神经系统、心脏、眼、骨骼肌、肺、肝、肾等的病变。综合各类文献，估计全世界有10亿～12亿人为弓形虫感染者。我国有 6000 多万人为弓形虫感染者，大多数为隐性感染，但当免疫功能受到损害时，弓形虫可严重扩散，进而导致各种病症。例如，若感染了艾滋病（acquired immune deficiency syndrome，AIDS），则 CD_4^+T 淋巴细胞受到破坏，免疫系统发生功能障碍，导致弓形虫隐性感染活化。这是艾滋病的一种严重机会性感染以及致死的重要原因。

1.2 弓形虫病是怎样的一种病

弓形虫因形状如弓或弯月而得名（图 1.1）。弓形虫的生活史包括有性生殖和无性生殖，前者只在猫科动物的小肠上皮细胞内进行，经雌性配子体和雄性配子体发育，形成两性配子，雌雄配子结合，最终形成卵囊，随猫粪排至外界发育成熟且有感染力。其生活史中，弓形虫在包括人在内的所有中间宿主体内进行无性繁殖（在猫体内也进行无性繁殖）。弓形虫无性生殖期主要包括速殖子、缓殖子和包囊。

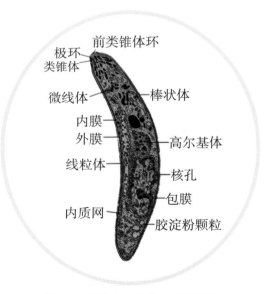

图 1.1 弓形虫滋养体的超微结构

速殖子多呈香蕉形或新月状，一端稍尖而末端钝圆，大小约 4 μm × 2.4 μm。从速殖子开始，经缓殖子、子孢子、裂殖体（含裂殖子）、配子体（又分大 / 雌、小 / 雄配子体）的 5 个发育期多在细胞内进行（图 1.2），肉眼不可见，可谓是在静悄悄中发生着天翻地覆的变化。虫种来源的不同和抗原的差异也增加了病原生物学的复杂程度，小小虫子，高深难测！

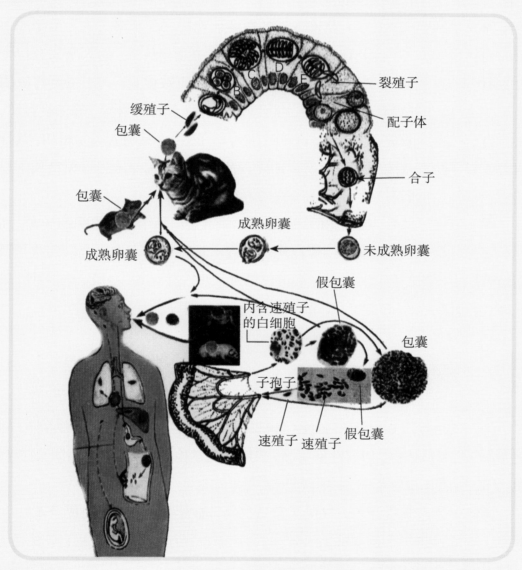

图 1.2　弓形虫生活史

（资料来源：许隆祺. 图说寄生虫学与寄生虫病［M］. 北京：北京科学技术出版社，2016.）

弓形虫的感染与发病

弓形虫病的危害主要是先天性感染遗传下来的后遗症，除妊娠期死胎、流产外，还有出生婴儿的兔唇、腭裂、小眼、脑积水等畸形。眼部疾病最多见，是由妊娠期间引起的眼胚胎损害造成的，可出现无眼球、虹膜缺损、先天性白内障以及视网膜色素膜炎、复发性局灶性坏死性视网膜脉络炎等。由于弓形虫的动物宿主多，因此其卵囊可在食肉性动物中互相传播，而人主要经口吞食含有弓形虫速殖子或包囊的猪肉、牛肉、羊肉而被传染，其中主要的原因是加工不当，生熟刀具、砧板不分，生食或半生食（如凉拌肝等）等不良习惯。家猫也是弓形虫的重要传染源，由于其多为隐性感染，且与人关系密切，其排出的卵囊在外界环境中很快就发育成熟，因此孕妇不宜与未进行免疫和驱虫的猫、狗等宠物密切接触，且人与宠物都应避免生食。

人感染弓形虫后，因侵犯的细胞众多，并不突出某个器官组织的病变，加上大多为无症状的隐性感染，所以病理表现不具特殊性。临床上的症状与型别由弓形虫侵犯的部位所决定，如淋巴结肿大型、脑炎型、心肌心包炎型、肌炎型、肝脾肿大型、肝炎型、关节炎型、神经精神型等。

 弓形虫病的治疗与预防

本病的确诊以在血液、脑脊液、胸腔积液等标本中查见弓形虫滋养体（即速殖子）为确诊依据，但阳性率不高，采用免疫学检查可起互补作用从而提高检出率，所以免疫诊断成为综合判断的重要内容。

治疗以磺胺嘧啶和乙胺嘧啶为首选药物，前者成人每天的剂量是 4 g，儿童每天的剂量是每千克体重 1.0 mg，分两次服，一个月为一个疗程；必要时可延续治疗 4 个月，并须加甲酸四氢叶酸钙 3 ～ 6 mg 肌注。另外，螺旋霉素、林可霉素亦可用于本病的治疗。

由于弓形虫感染有先天、后天两条途径，后天感染中又有食物和宠物粪便两条经口感染途径，因此，要针对性地采取预防措施。首先，孕妇要特别注意饮食卫生，一定要改掉生吃和半生吃肉、蛋、乳的不良习惯，并避免与未进行免疫和驱虫的猫、狗等宠物及其排泄物接触。孕期发现弓形虫抗体阳性者，必要时可用螺旋霉素治疗。由于猪的弓形虫感染率高，是人类的重要传染源，因此在流行猪弓形虫病时，从事饲养、宰割、肉类加工等的工作人员以及畜牧兽医工作者等重点人群应注意个人防护，还可连服磺胺类药物数日以预防。另外，应预防艾滋病感染以及需要长期使用激素类药物治疗的疾病，避免机体的免疫力下降引发潜在感染的暴发。

2 注意潜藏于身边并乘虚而入的隐孢子虫

2.1 一些促使艾滋病患者死亡的寄生虫

艾滋病是 20 世纪 80 年代才发现的由不当性关系、不当使用血液制品、吸毒等原因引起的病毒性传染病。艾滋病病毒（human immunodeficiency virus，HIV）主要侵犯人体的免疫系统，使机体的免疫力下降，在这种情况下，许多原先已感染但并不表现出严重症状和危害的病原体迅速、大量地繁殖与扩散，成为艾滋病患者死亡的重要原因。这些隐形感染的病原体就像埋在人体内的一颗炸弹，其中有一部分是寄生虫，如卡氏肺孢子虫、隐孢子虫、弓形虫、蓝氏贾第鞭毛虫、粪类圆线虫等。这些寄生虫的感染多由不当饮食引起。

2.2 何谓隐孢子虫

隐孢子虫病是一种由原虫引起的疾病，广泛流行于哺乳类、鸟类和爬行类动物之间。1976 年，美国学者首次报告了隐孢子虫病的人体病例。我国自 1987 年以来也陆续有病例报告。目前，多认为隐孢子虫是引起腹泻的重要病原体和艾滋病患者死亡的重要原因之一。隐孢子虫的卵囊呈圆形或椭圆形，成熟卵囊内含有 4 个裸露的子孢子和 1 个由包膜裹着的大液泡，及其周围由许多颗粒形成的残留体。小隐孢子虫卵囊大小约 $5.0~\mu m \times 4.5~\mu m$。经染色后，卵囊呈玫瑰红色，内含 4 个子孢子和 1 个残留体。人因食入含有这种原虫卵囊的食物和水而被感染。卵囊通过胃进入小肠，子孢子从卵囊壁的裂隙中逸出，侵入肠上皮细胞，发育成滋养体；滋养体进行裂体增殖，发育成裂殖体；裂殖体再侵入邻近的肠细胞进行第二代裂体增殖，形成雌雄配子体；雌雄配子体结合发育成卵囊。成熟的卵囊分裂成 4 个具有感染性的子孢子，其中：壁薄的卵囊可以在肠腔内破裂，子孢子逸出，侵入肠细胞造成体内重复感染；厚壁卵囊随粪便排出体外，进入下轮感染（图 2.1）。这种病分布于全世界五大洲 30 多个国家。人群的感染率为 0.6% ～ 20%，热带个别地区可高达50%，发展中国家为 4% ～ 20%。艾滋病患者、长期使用激素类药物导致免疫缺陷或低下者以及低年龄组儿童的发病率较高。这是一种人和动物共患互染的疾病，传染源为患者、带虫者及受感染的家畜和野生动物。卵囊通过"粪—手—口"途径传播。在人群密集的场合，空气中的飞沫传播也不容忽视，特别是幼儿和慢性病患者。饲养人员、兽医工作者可通过动物感染。男性同性恋者也有直接传播的可能。在旅游区，若卵囊污染了水源，则常造成暴发性流行。

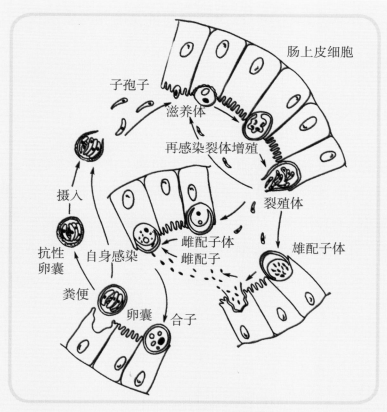

图 2.1　人体感染隐孢子虫

（资料来源：许隆祺. 图说寄生虫学与寄生虫病［M］. 北京：北京科学技术出版社，2016.）

2.3 以腹泻为主要症状

隐孢子虫寄生于肠上皮细胞的微绒毛中，或上呼吸道的黏膜上皮细胞表面，造成上皮细胞广泛受损及微绒毛萎缩，进而引起肠道功能紊乱和营养物质吸收不良，导致分泌性水样腹泻。大多数患者的病程在一个月之内，若机体免疫功能下降或存在免疫缺陷，腹泻可持续3个月左右，且粪便中可排出大量卵囊。严重感染者可出现霍乱样腹泻，大便中有纤维素和血液，伴恶心、厌食、乏力、腹胀、腹痛。病理检查可发现肠道卡他性及纤维素性炎症、肠黏膜出血、微绒毛萎缩，甚至肠黏膜脱落。严重的水样腹泻往往导致患者脱水、电解质紊乱、营养不良、体重减轻，直至死亡。隐孢子虫病常是艾滋病患者的并发症，严重者可导致患者死亡。国内认为，隐孢子虫感染占急性肠炎的2%～5%，在儿童急性腹泻中占3%，还可能是老年人腹泻致死的主要原因之一。

2.4 诊断与治疗

本病确诊的主要依据是从粪便中检获卵囊。由于卵囊很小，因此容易漏检，需经特殊染色方易于辨认。经蔗糖漂浮或福尔马林–醋酸乙酯沉淀浓集卵囊后检查可提高检出率。本病可选用大蒜素胶囊或巴龙霉素等治疗及对症处理。预防工作主要包括：加强卫生宣传；对腹泻患者的粪便进行特殊染色检查，及时发现患者和病畜并及时隔离；防止粪便污染饮水和食物；注意饮食卫生。

3

病从口入
——预防阿米巴痢疾

3.1 一种引起人类痢疾的病原体——阿米巴

　　阿米巴，也称为变形虫或变形虫阿米巴。变形虫这个名词更为实际、形象，因为这种寄生虫不但不同种间的形态不同，而且不同发育阶段的同一种的形态也有明显变化。人们通常将引起发病的阿米巴称为溶组织内阿米巴，其大小肉眼不可见，多在 30 μm 以下，分内质和外质：外质透明，约占虫体的 1/3，活动的部分称为伪足，呈舌状或手指状，常做伸缩变化；内质为颗粒状，隐约可见一圆形的细胞核，核呈泡状，内有位于中间呈圆形的核仁，这是鉴定本虫的主要根据。小滋养体，又名肠腔滋养体，相比大滋养体，其个体小一些，内、外质分界不明显，但是核的形态结构与大滋养体相同（图 3.1）。包囊呈圆球形，直径为 10 ～ 20 μm，有 4 个细胞核，核的形态结构与大滋养体的核相同（图 3.2）。

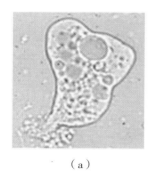
（a）
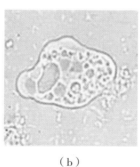
（b）
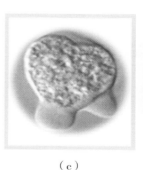
（c）
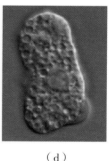
（d）

图 3.1　阿米巴不同发育期滋养体形态

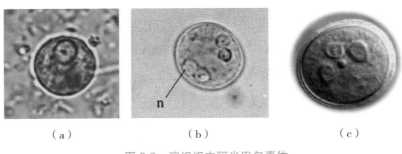

（a）　　　　　　　　（b）　　　　　　　　（c）

图 3.2　溶组织内阿米巴包囊体

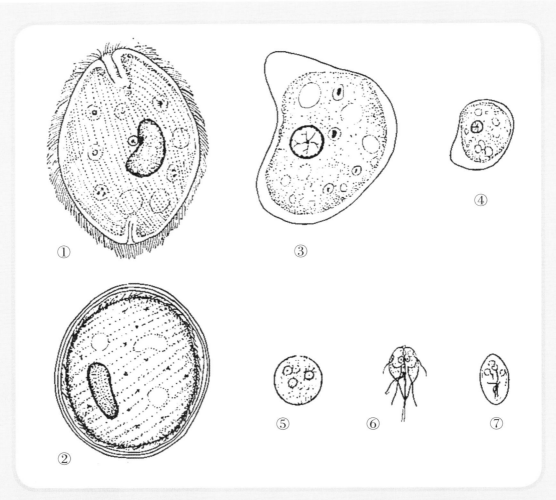

注：①—结肠小袋纤毛虫滋养体；②—结肠小纤毛虫包囊；③—溶组织阿米巴大滋养体；④—溶组织阿米巴小滋养体；⑤—溶组织阿米巴包囊；⑥—蓝氏贾第鞭毛虫滋养体；⑦—蓝氏贾第鞭毛虫包囊。

图 3.3　阿米巴与其类似原虫的不同发育期形态

（资料来源：中华人民共和国卫生部疾病控制司.肠道寄生虫病防治手册[M].福州：福建教育出版社，1996.）

溶组织内阿米巴生活史简单，包括感染性的包囊期和增殖的滋养体期。被粪便污染的食品、饮水中的感染性包囊经口摄入，通过胃和小肠，在回肠末端或结肠的中性或碱性环境中，受肠道内酶的作用，虫体脱囊而出。虫体随即在结肠上端摄食细菌和二分裂增殖。虫体在肠腔中下移，并随着肠内容物的脱水或环境变化等因素的刺激而形成圆形的前包囊，分泌出厚厚的囊壁；经二次丝分裂形成四核包囊，随粪便排出，完成其生活史。

滋养体可侵入肠黏膜，吞噬红细胞，破坏肠壁，引起肠壁溃疡；滋养体可随坏死组织脱落进入肠腔，通过肠蠕动随粪便排至体外；并可在体内播散到其他器官，但包囊不能在组织中生长。阿米巴病的潜伏期为 2 ～ 26 天不等，以两周多见；起病突然或隐匿，呈暴发性或迁延性。肠阿米巴病包括无症状带包囊者和阿米巴病性结肠炎，其临床过程可分为急性和慢性。急性阿米巴病的临床表现从轻度、间歇性腹泻到暴发性、致死性的痢疾不等。典型的阿米巴痢疾常有稀便，伴奇臭并带血，有些轻症患者仅有间歇性腹泻。慢性阿米巴病则表现为长期的间歇性腹泻、腹痛、胃肠胀气和体重下降，可持续 1 年以上，甚至 5 年之久。有些患者可出现阿米巴肿，也称为阿米巴性肉芽肿。最严重的并发症是肠穿孔和继发性细菌性腹膜炎，呈急性或亚急性过程。极少数患者因不适当应用肾上腺皮质激素治疗而并发中毒性巨结肠。

3.2 形态多变的阿米巴发育期

一般情况下，成熟包囊被人吞食后，到达小肠下段和回盲部，在胰蛋白酶的作用下，囊内虫体脱囊而出，很快变成 4 个单核的小滋养体，寄生于结肠黏膜皱褶及肠腺的隐窝内，以肠黏膜、细菌及消化的食物为营养，以二分裂方式增殖，2 ～ 9 小时分裂一次；当小滋养体随肠内容物下移至横结肠后，由于水分和营养物质减少，虫体变小，伪足消失，停止活动，虫体变圆，并分泌一层透明的囊壁；约在 6 小时内，经囊前期发育的包囊随粪便排至体外。当宿主营养不良，或合并其他感染，或肠道功能紊乱，或肠黏膜有损伤时，小滋养体以伪足的机械作用和酶的分解作用侵入肠壁组织，吞噬红细胞和组织细胞，转变为大滋养体。大滋养体以二分裂方式迅速增殖，并继续侵袭被其破坏的组织，甚至可达肌肉层和浆膜层；若破坏了肠壁上的血管壁，大滋养体可循血液流到肝、肺、脑等组织器官，在所到处形成阿米巴脓肿。组织内的大滋养体不能变成包囊。肠壁溃疡中的大滋养体可随溃疡腔内容物进入肠腔，随脓血便排至体外而死亡；或者在肠腔中转变为小滋养体，再形成包囊，随粪便排至体外，再进入下一轮的感染中。

3.3 阿米巴病在哪些地方容易发生，如何感染

该病遍及世界，以热带、亚热带地区流行较为严重，个别温带地区常见。我国 1988—1992 年人体寄生虫分布调查结果表明，阿米巴病在全国各地都有分布，平均感染率为 0.95%。西藏、新疆等地较高，达 10% 左右，这与当地的环境卫生、个人卫生以及生活习惯有关。粪便中带有溶组织内阿米巴包囊的患者和带虫者为该病的传染源。包囊在外界生命力强，在酱油、醋、酒内可存活一小时，在西瓜切面上可存活 6 小时以上。包囊可通过污染水源、食物、手和用具而传播；若被苍蝇、蟑螂食入，则经过其消化道被排出后仍具感染力，在阿米巴病的传播中有一定的作用。

3.4 阿米巴病痢疾，里急后重

大滋养体侵入黏膜下层可引起广泛的组织坏死，坏死组织脱落后，可形成口小底大的烧瓶样溃疡。若继发细菌感染则可出现黏膜充血、坏死，并有少量淋巴细胞和浆细胞浸润，临床上可出现脓血便、里急后重等症状。

急性阿里巴痢疾的突出表现为腹泻，大便带黏液，有腐败腥臭气味，内含阿米巴大滋养体。患者体温和白细胞计数大多正常。数天或数周后，腹泻可能自行缓解，但极易复发。其中，阿米巴直肠炎较为常见，表现为腹泻伴有特别严重的里急后重。所谓的"里急后重"，即自觉大便急，马上就得上厕所，但蹲坐许久又拉不出，如此反复地折腾，痛苦异常。而阿米巴盲肠炎常易导致阿米巴阑尾炎，具有一般阑尾炎的临床表现（表 3.1）。另外，尚有单纯发热型阿米巴病，其热型酷似伤寒病或结核病；还有假性肾炎型阿米巴病，伴有显著的腰部疼痛。

幼儿阿米巴病常伴发热、呕吐、脱水等全身症状，尤其是当阿米巴痢疾和

细菌性痢疾并存时,病情互相加重,可造成严重的混合性结肠炎,表现为严重腹泻、高烧和显著脱水。

孕妇、产妇和婴幼儿易发生暴发型肠阿米巴病,导致结肠黏膜溃疡,易发生肠穿孔,继发腹膜或局限性腹膜脓肿,表现为全身剧痛、腹肌紧张;若有麻痹性肠梗阻,则表现为腹部膨胀;若病情不断进展,可发生阶段性结肠坏死,患者往往在数天或数周内死亡。

慢性阿米巴病疾患者有持续较长时间的临床症状,如反复发作的腹泻,有时为脓血便,或腹泻与便秘交替出现,常伴有消化不良、胆囊或幽门功能障碍、机体抵抗力低下等非典型表现。其特点是当患者劳累或并发其他疾病导致身体抵抗力下降时,容易发生急性发作,出现急慢性交替发作,病程可长达数年甚至几十年。

肠外阿米巴病:大滋养体可侵入较大血管,随血流播散引起肠外阿米巴病,常见的部位有肝脏和脑。若滋养体进入肝脏,则首先引起肝内小血管的栓塞,导致循环障碍,使肝组织缺氧坏死;灶性坏死液化为小脓肿,数个小脓肿融合成大脓肿;脓肿内的脓液呈酱褐色或巧克力色,有恶臭气味;合并细菌感染时,脓液为黄色;病变多发生于肝右叶,患者有不规则发热、盗汗、进行性消瘦、贫血和营养不良性水肿、肝大、肝区疼痛,尤其是肝区叩击痛及挤压痛比较明显;病程进展缓慢,可迁延数月。B超和同位素检查可发现肝脏肿大,肝内有空腔。本病的诊断须与细菌性痢疾相鉴别。细菌性痢疾的特点:发病急,毒血症明显,每天大便十多次,腹痛严重;粪便量少,呈鲜红色脓血便,无腥臭;多有进食污染食物史;粪便培养结果显示痢疾杆菌阳性。

阿米巴病的确诊依据是在粪便及脓腔抽取物中找到阿米巴病原体,大便标本必须新鲜,并反复多次进行检查,血清抗体检测可用于诊断参考。

表 3.1　阿米巴结肠炎的症状

症状	发生率/%
逐渐起病	几乎全部
腹泻	94 ~ 100
痢疾	94 ~ 100
腹痛	12 ~ 80
体重减轻	44
发热(体温高于 38 ℃)	100
脓血便	100

3.5 我国阿米巴病相关的突发事件与部分地区的调查报告

2002 年 2 月，驻高寒地区某部队暴发了一起阿米巴痢疾疫情。染病战士中除一个入伍两年的士兵外，其他的均为入伍不到两个月的新兵。首例患者确诊后，该部官兵进行了 3 次的粪便涂片镜检，检出溶组织内阿米巴包囊和/或滋养体阳性 9 人，患病率 5%。部队驻地为阿米巴痢疾低发区，驻地医疗机构近 30 年未诊治过该病。但是，首例患者来自山东济阳的农村，原籍为阿米巴感染高发区（19.7%），入伍前即有反复腹痛、腹泻及黏液脓血便史，入伍后可能因气候寒冷、训练强度大，抵抗力下降进而发病。患者入伍后与其他人密切接触导致该病在部队中传播。

2002 年以来，广东东莞的阿米巴痢疾发病率逐渐升高。至 2004 年，东莞共报告阿米巴痢疾确诊病例 143 例，较 2003 年上升 246.51%。其中：男性 103 例，占 72%，女性 40 例，占 28%；年龄最小的仅 18 天大，最大的 43 岁；本地居民 22 例，占 15.4%，流动人口占 84.6%；全年均有发病，以秋冬季发病人数较多；患者以散居儿童为主，占全部病例的 79.7%。患者中流动人口占绝大多数，主要是因为该部分人群的居住、生活条件较差，且病后得不到及时治疗，部分患者可发展为慢性，导致传染源长期存在，疫情长期流行。

2004 年夏秋季，据安徽淮南肠道门诊的调查，腹泻患者共 403 例（男性 241 例，女性 162 例），年龄 6 ～ 52 岁。询问腹泻病史后，使用直接镜检法查患者粪便、肝脓疡患者穿刺物、腹腔积液、脓肿切开引流物，并进行病原体分离；并用酶联免疫吸附测定（enzyme-linked immunosorbent assay，ELISA）检测患者血清中的特异性阿米巴抗体；所有受检患者进行常规 X 线摄片检查。结果检出溶组织内阿米巴 21 份，检出率为 5.21%。

广西临桂县医院 1997 年 1 月—2004 年 8 月住院的符合 1990 年卫生部制定的诊断标准的 65 例确诊病例中，患者年龄 3 ～ 85 岁，小于 10 岁的有 7 例，10 ～ 59 岁的有 23 例，60 岁及以上的有 35 例；男性 31 例，女性 34 例。

除了典型的临床症状、体征和物理检查所见外，病原学检查在粪便中找到阿米巴包囊的有 49 例，诊断性治疗的有 16 例。这 65 例中，急性阿米巴痢疾 54 例，慢性阿米巴痢疾 11 例，其中有 19 例出现并发症，占 29.23%。这 19 例并发症中：阿米巴肝脓肿 7 例，其中 10 ~ 59 岁的有 2 例，60 岁以上的有 5 例；肠穿孔 2 例，其中 1 例为 10 ~ 59 岁，1 例为 60 岁以上；肠出血 10 例，其中 10 岁以下的有 6 例，10 ~ 59 岁的有 3 例，60 岁以上的有 1 例。

3.6 法定管理传染病报告相关资料

2003 年的法定管理传染病中，细菌性痢疾和阿米巴痢疾的发病数位居第 3，而细菌性痢疾和阿米巴痢疾的死亡数位居第 8。

2004 年的法定管理传染病中，细菌性痢疾和阿米巴痢疾发病数则位居第 4。

2005 年，全国共报告了 3308 个阿米巴痢疾病例，并有 2 例死亡，其中：云南省报告了 639 例；江西省报告了 406 例；广东省、广西壮族自治区和四川省均报告了 250 例以上。

2006 年，全国共报告了 3368 个阿米巴痢疾病例，其中：云南省报告了 436 例；黑龙江省报告了 404 例；江西省报告了 374 例；广东省、广西壮族自治区、云南省、四川省和贵州省也有病例报告。

2007 年，全国共报告 3372 个阿米巴痢疾病例，其中：黑龙江省报告了 827 例；广西壮族自治区、云南省、江西省和四川省报告的患者数均有 250 ~ 350 例。

2008 年，全国共报告 2904 个阿米巴痢疾病例，其中：黑龙江省报告了 710 例；云南省报告了 419 例；广西壮族自治区和四川省均报告了 250 例左右。

2006—2008 年的 3 年间，黑龙江省报告的阿米巴痢疾患者数居高不下，而辽宁省和吉林省与黑龙江省同属东北地区，却仅有数个病例，甚至零发病率，值得进一步研究。

2005—2008 年的 4 年间，我国西北部的青海省、宁夏回族自治区报告的阿米巴痢疾患者数均较少。

迄今为止，阿米巴痢疾都是以显微镜检查或医院临床诊断为主，尚无血清学资料。

3.7 治疗应打中西医结合"持久战"

甲硝唑为首选药物，这是一种对阿米巴原虫以及多种细菌都有效的药物，可长期应用。剂量：成人 400 ～ 600 毫克 / 天，儿童每公斤体重 50 毫克，分三次服，7 ～ 10 天为一个疗程；如果未愈，则隔一周可再服一个疗程。还可以应用中西医结合疗法，如鸦胆子、大蒜等亦有杀灭、抑制寄生虫与继发细菌感染的效果。此外，急性期患者应隔离，直至症状消失、大便正常、连续两次粪检阿米巴阴性为止。重症患者应卧床休息，采用半流质或少渣高热量饮食。暴发型患者应给予输血、输液等支持疗法。

3.8 阿米巴病的预防

首先，控制传染源：迅速隔离现症患者，给予正确的药物杀虫治疗及辅助治疗，特别是饮食行业服务人员中的带虫者。

其次，切断传播途径：加强粪便管理，合理修建厕所，做到粪便无害化；对患者的排泄物进行消毒处理；保护水源，尤其要注意旅游区的饮水消毒；消灭苍蝇、蟑螂等传播媒介；熟食应加罩保护。

最后，保护易感人群：养成良好的个人卫生习惯。除了阿米巴病，还有一些原虫病，如蓝氏贾弟鞭毛虫病、结肠小袋纤毛虫病等，都是由食用被病原体污染的食物引起的胃肠病，防治办法与阿米巴病相似，重点在于养成良好的个人卫生习惯，防止病从口入，包括饭前便后洗手，饮用温开水或消毒过的水，不吃苍蝇、蟑螂等爬过的食物，洗净瓜果蔬菜。

4 威胁人类健康的机会性寄生虫
——蓝氏贾第鞭毛虫

蓝氏贾第鞭毛虫，简称贾第虫，主要寄生于人体十二指肠和小肠，偶可侵及胆囊。本虫引起以腹泻和消化不良为主的临床表现，是威胁全球人类健康的十大寄生虫之一。蓝氏贾第鞭毛虫病是以腹泻为主要症状的水传播寄生虫病。多数感染者并无临床表现，仅为带囊者。贾第虫也是 AIDS 合并感染的机会性病原体之一。蓝氏贾第鞭毛虫的生活史包括滋养体（图 4.1）和包囊两个发育阶段。传染源为从粪便中排出包囊的人和多种哺乳动物。包囊对外界环境有较强的抵抗力，吞食 10 个具有活力的包囊即可感染。动物宿主包括家畜（如牛、羊、猪、兔等）、宠物（如猫、狗）和某些野生动物。

全国第一次寄生虫病调查结果显示，蓝氏贾第鞭毛虫感染者 35745 人，全国平均感染率为 2.42%，估计全国感染人数为 2850 万人（2733 万～2967 万）。蓝氏贾第鞭毛虫感染者分布在 30 个省（区、市），其中 23 个省（区、市）感染率在 1% 以上，安徽省、广西壮族自治区、海南省、浙江省、福建省、青海省、山东省、河南省、新疆维吾尔自治区、西藏自治区 10 个省（区）感染率超过全国感染率，新疆最高，达 9.262%，其次为西藏，8.231%。在 726 个县中，人体感染率在 2% 以内的县占 49.8%，高于 10% 的县仅占 5.5%。该病夏秋季发病率较高，儿童高于成人，有家庭聚集性。全国第二次寄生虫病调查结果显示，上海、河南和新疆的人体蓝氏贾第鞭毛虫感染率分别为 0.24%、2.546% 和 3.941%。

水源传播为本虫的主要传播途径，臭氧和卤素对包囊虽有轻度杀伤力，但以消毒为目的而溶于自来水中的氯气不能将包囊杀灭；"人—人"传播主要见于小学、托儿所等人群聚集的场所，以及家庭成员之间；性传播途径常见于男同性恋者，其性行为方式常导致包囊的间接"粪—口"传播；食物传播见于食品操作者，儿童相互分享被包囊污染的食物也可导致传播。

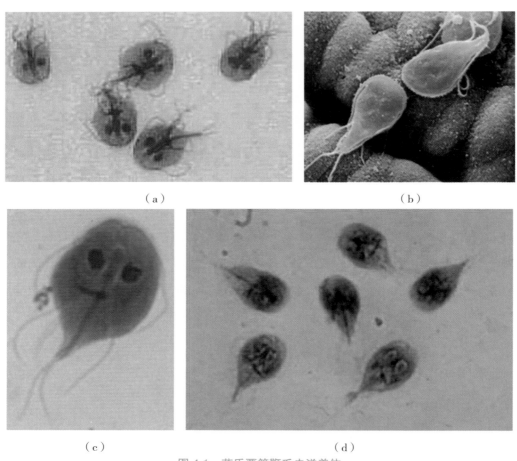

（a）　　　　　　　　　　　　　　（b）

（c）　　　　　　　　　　　　　　（d）

图 4.1　蓝氏贾第鞭毛虫滋养体

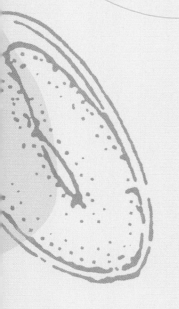

第二篇 | 线虫篇

5

炒螺片吃出脑膜炎
——疫区迅速扩大的广州管圆线虫病

5.1 突发重大公共卫生的北京福寿螺事件

2006 年夏，北京出现不明原因的"脑膜炎病症"。从 5 月 22 日发现首例曾在北京某酒楼食用麻辣凉拌螺肉的患者开始，先后发现了 160 多个病例。民众一时议论纷纷，传言四起，人心惶惶，对将要召开的 2008 年北京奥运会造成严重影响。6 月 24 日，北京友谊医院将此次"脑膜炎病症"诊断为广州管圆线虫病，原因是饮食不当。此次由餐桌污染所致的疫情为重大突发公共卫生事件，引起了政府及有关部门的高度重视。北京市卫生部门采取紧急措施，所有医疗机构对广州管圆线虫病实行每日报告制度，组织开展广州管圆线虫病临床症状监测，主动搜索病例，及时做出诊断与鉴别诊断。同时，卫生监督部门向市民、餐馆发出了"不吃、不售生或半生淡水螺食品"的警示与紧急措施，组织全市卫生监督人员以川、粤、湘、鄂等外来输入性菜系为重点，对餐饮业进行了全面监督检查，有效地控制了此次广州管圆线虫病流行。

5.2 鼠肺部线虫的发现及其命名

1933 年，闽籍（古田）著名寄生虫学家陈心陶教授于广州的鼠肺内首先发现了一种线虫，1935 年认定其为新属新种，并将其命名为广州肺线虫（*Pulmonema cantonensis*）。1937 年，Metsumoto 在我国台湾地区的野鼠肺动脉内也发现了一种线虫；同年，日本学者 Yokogawa 将其命名为鼠

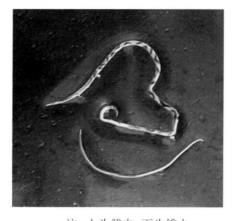

注：上为雌虫，下为雄虫。

图 5.1　广州管圆线虫成虫

血 圆 线 虫（*Hoemostrongylus ratti*）。1945 年，Dougherty 认为鼠血圆线虫即广州肺线虫的同种异名，而广州肺线虫在分类学上则归属管圆属，故于 1946 年将其改名为广州管圆线虫（*Angiostrongylus cantonensis*），隶属圆线虫目（Strongylida），后圆形线虫总科（Metastrongyloidea），后圆线虫科（Metastrongylidae），管圆线虫属（*Angiostrongylus*）。

5.3　人体感染的发现及其分布

　　1933 年首次发现鼠体广州管圆线虫，12 年后的 1945 年，Nomura 和 lin 首次从我国台湾地区一例 15 岁患者的脑脊液中检获 6 条幼虫，从而证实了广州管圆线虫可以感染人体，揭示了这是一种此前未曾报道过的人体寄生虫病。1946 年之后，太平洋、印度洋一些岛屿和东南亚各国陆续发现了该病患者，广州管圆线虫病在世界广泛分布，分布地区从北纬 23° 至南纬 23°，1983 年全球就已报告了广州管圆线虫病 3000 余例，其中台湾地区有 300 多例。1979 年，我国大陆第一例广州管圆线虫病疑似病例报道，1984 年第一例确诊病例报道，随着检测和监测技术的发展，病例报道数量不断增加，分布范围也越来越广泛（表 5.1），北到黑龙江的牡丹江，南至广东的徐闻县，西到云南昆明，东至福建、浙江沿海，涉及黑龙江、辽宁、北京、天津、江苏、浙江、福建、广东、云南等省（市），发生过多起广州管圆线虫集体感染或流行，其中，患者数超过 5 例者有 12 次，累计患者达 360 多例。

表 5.1　1997—2011 年我国大陆广州管圆线虫病例分布举例

年份	地点	感染人数	食物	报告者姓氏
1997	温州	65	福寿螺	郑
2002	长乐	8	福寿螺	林

年份	地点	感染人数	食物	报告者姓氏
2002	福州	9	福寿螺	杨
2002	福州	13	褐云玛瑙螺	吴
2004	昆明	25	福寿螺	韩
2005	昆明	9	福寿螺	魏
2006	北京	160	福寿螺	何
2007	肇庆	6	福寿螺	邓
2008	大理	41	福寿螺	吕
2009	大理	9	福寿螺	监测
2011	昆明	7	福寿螺	监测
2011	昆明	9	福寿螺	监测

5.4 成虫寄生肺脏（鼠）和幼虫在颅内（人）发病的特点

　　广州管圆线虫成虫（图 5.1）寄生在鼠肺动脉内，产出的虫卵经 6 天左右孵出第 Ⅰ 期幼虫，穿破血管进入支气管、气管，上升至咽部，经吞咽进入消化道并随粪便排出。螺蛳、蛞蝓等食入第 Ⅰ 期幼虫，经第 2 次脱皮发育成第 Ⅲ 期幼虫（感染性幼虫）。含感染性幼虫的螺蛳、蛞蝓等被老鼠吞食，第 Ⅲ 期幼虫侵入老鼠肠壁血管并随血液循环进入大脑，经 6～7 天进行第 3 次蜕皮成为第 Ⅳ 期幼虫；再进行第 4 次蜕皮成为童虫，并离开脑实质，进入蛛网膜下腔，停留 2 周，再经静脉回流至右心和肺动脉定居；再经 10 天左右，虫体发育成熟并开始交配产卵（图 5.2）。从老鼠感染第 Ⅲ 期幼虫开始，至在鼠粪中见到第 Ⅰ 期排出的幼虫，需 38～42 天。广州管圆线虫 Ⅲ 期幼虫主要侵犯宿主颅内中枢神经系统，导致颅内压明显升高，引发嗜酸性细胞增多性脑膜炎、嗜酸性细胞增多性脑膜脑炎、嗜酸性细胞增多性脑脊髓膜炎或嗜酸性细胞增多性脑脊神经根炎等。患者出现发热、严重头痛等症状，严重者还有持续性高颅压、脑部定位性损坏造成的相应表现，甚至昏迷或死亡，可留有后遗症。

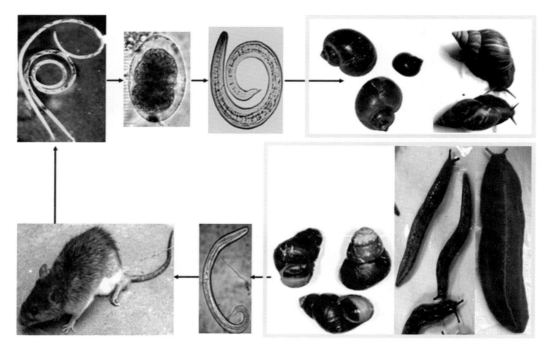

图 5.2　广州管圆线虫生活史

Ⅲ期幼虫也可侵犯其他部位：可侵犯眼部，表现为视力下降、视物模糊；可侵犯肺部，使肺内出现阴影，出现咳嗽等症状；还可侵犯消化系统，可有腹痛、腹泻、肝脏肿大等。人体虽然不是广州管圆线虫的适宜宿主，但很容易被感染。幼虫感染人体后很少能在肺部发育至成虫，能发育到成虫者只是极少数，说明它在人体内有很大的自限性。

5.5　福建省首例广州管圆线虫病例调查

2000 年 1 月，福建省卫生防疫站门诊部来了一位患者：男，13 岁，闽侯县华侨中学初二学生，以头痛、颈硬、发热 10 天为主诉求诊。患者发病后曾到县医院和省妇幼保健院诊治，服用多种抗生素与解热镇痛药均无效，痛苦不堪。其血常规提示白细胞与嗜酸性粒细胞明显升高，疑为寄生虫感染而带病历与抽取的脑脊液求诊。医生询问病史得知，患者发病前一周与几位同学在校门口的池塘上捕捉了一些福寿螺，将其置于瓦片上加盐烤焦后分食，该患者吞食了 6 只螺的头部，并于几天后发病。患者的脑脊液混浊，检出 1 条广州管圆线虫第 V 期幼虫，幼虫尚可做轻微的蠕动，因而确诊。为了解患者所进食螺类感染寄生虫的情况，由患者父亲带领到现场。那是一个由小河串联的池塘，周围垃圾散落，杂草、水浮莲丛生，是多种螺类与鼠的适宜孳生地，其中，福寿螺所产的红色卵团分外显眼。将捡到的螺软体剪细后捣碎，取沉渣镜检，其广州管圆线虫幼虫的感染率高达 42%（52/124），其中 1 个螺检出虫数达 8754 条。至此，不但从病原学角度，还从疫源地与流行病学角度确定了其为福建省首例广州管圆线虫病病例，是由进食未完全熟透、高度感染的福寿螺所致。对于此病，抗生素等药物无效，明确病因后改用特效药阿苯达唑 50 mg/kg，两天分服，头痛等明显减轻，颈项可灵活转动而出院。本病的确诊推动了福州地区乃至全省广州管圆线虫病的防治，以宣传教育为主要手段，提高民众的防控意识。

5.6 顽童染重症，罪魁是烤螺

2002 年 8 月 26 日，福建省长乐市（现福州市长乐区）漳港镇龙峰村 8 名儿童结伴到野外玩耍时，捕获了村边小水沟内数个福寿螺。他们将 5 ~ 10 个福寿螺敲碎去壳取螺肉，模仿烤羊肉串的方法，将其用铁丝串起烧烤，撒上食盐、味精等佐料，边烤边吃。有的吃了四五串，有的吃了一两串。一周后，这些吃了烤螺的儿童陆续出现剧烈头痛、头晕、嗜睡、恶心、呕吐等症状，有的还出现了发热、昏睡、烦躁或感觉异常。患儿先后被紧急送往省、市、镇医院救治。经过会诊，根据流行病病史、临床表现、脑脊液嗜酸性粒细胞超标等情况，患儿被诊断为广州管圆线虫引起的嗜酸性粒细胞增多性脑膜炎。经过治疗后，患儿症状很快缓解，10 天后，全部康复出院。经调查，龙峰村所有水沟、池塘、洼地和与其相连的稻田均有福寿螺孳生，且数量众多。雌螺产在岸边石块、枯枝或水生作物茎部的粉红色卵块十分醒目。由于当地多年未开展灭鼠工作，老鼠密度极高，房前屋后水沟旁随处可见老鼠吃完螺肉的螺壳与排出的粪便。解剖福寿螺 110 只和检查鼠粪 88 份，螺、鼠的广州管圆线虫感染率分别达 42.7% 与 41%。

5.7 生吞蛞蝓，重症发病

患者，女，31 岁，重庆市涪陵籍，2000 年跟随家人来福州打工。因脸上长出大量"青春痘"，按老家传统说法为应吃"旋马虫"（即蛞蝓）才能治愈。因此，其于 8 月 3 日夜晚在洗衣池附近阴湿处捕捉"旋马虫"13 条，

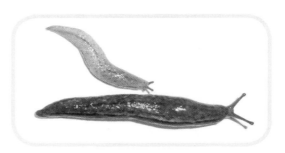

图 5.3　双线嗜黏液蛞蝓

取 10 条用白糖混合白开水送服。3 ～ 4 日后，臂部、腰部、腿部和双手出现针刺样疼痛、麻木；又过了 2 ～ 3 天，出现低热、发冷、出汗和荨麻疹；8 月 10 日和 12 日到基层医院就诊，未见好转，反而加重；8 月 14 日和 17 日前往福建省立医院，因诊断不明，服药后仍未见好转；8 月 21 日病情进一步加重，出现剧烈头痛、颈项强直等，于当晚急诊住进福建医科大学附属第一医院；8 月 23 日，患者进入昏睡、神志模糊、大小便失禁状态。医生根据患者曾吞食"旋马虫"的经历，怀疑可能与寄生虫感染有关，特请福建省疾病预防控制中心专家会诊，并鉴定患者吞食的"旋马虫"为双线嗜黏液蛞蝓（图 5.3）。根据患者的临床表现，疑诊为广州管圆线虫病。为了确诊，医院立即对患者进行腰穿抽取脑脊液和外周血，检查广州管圆线虫幼虫、抗体与嗜酸性粒细胞。经检查，广州管圆线虫抗体双阳性，脑脊液和外周血嗜酸性粒细胞分别为 37% 与 27%。另嘱咐家属在原地再次捕捉双线嗜黏液蛞蝓做病原检测，也检出了广州管圆线虫Ⅲ期幼虫。至此，根据患者病史、症状、体征、脑脊液与血清广州管圆线虫抗体双阳性、脑脊液和外周血嗜酸性粒细胞增高，以及住地续捕的蛞蝓检出广州管圆线虫Ⅲ期幼虫等，该患者被确诊为广州管圆线虫重度感染；立即用阿苯达唑 9 天疗法进行杀虫治疗，症状逐步缓解，第三天患者清醒且头痛消失，逐步康复痊愈。

5.8 旅游景区福寿螺当作海鲜黄螺，吃美味午餐得怪病

2005 年初夏，在厦门某企业务工的青年女职工一大早便与同事兴致勃勃地前往厦门某景区，尽情欣赏着优美风景的同时，也想享受一下美味海鲜，于是，小酒楼老板向其推荐了家乡风味的辣椒爆炒海鲜黄螺（图 5.4）。不久后，她感觉全身肌肉酸痛，并出现持续性剧烈头痛，伴恶心、呕吐、视力模糊、颈项强直等颅内压增高症状及脑膜刺激征；遂至厦门市某医院就诊，初诊为结核性脑炎并住院治疗。曾用：醋氮酰胺 20 mg/（kg·d），顿服，30 天为一个疗程；氢化可的松 5 mg/（kg·d），14 天为一个疗程；20% 甘露醇 250 mL 快速静脉注射 8 h 一次。治后因症状无明显改善，遂前往福州就诊，拟诊为广州管圆线虫病。腰穿检查：脑脊液压力升高，达 400 ～ 500 mmHg，脑脊液外观稍混浊；白细胞计数 2.65×10^9/L，嗜酸性粒细胞占 62%。脑脊液经离心沉淀检查未发现广州管圆线虫幼虫，运用 ELISA 检测广州管圆线虫抗体，结果呈阳性。根据患者提供的海鲜黄螺照片（图 5.5），判断其为广州管圆线虫传播宿主福寿螺。结合病史、临床症状和免疫学检查结果，以及嗜酸性粒细胞重度增高，临床诊断为广州管圆线虫引起的嗜酸性脑膜炎；治疗用阿苯达唑 20 mg/（kg·d），10 天为一个疗程。治后症状、体征逐渐消失。

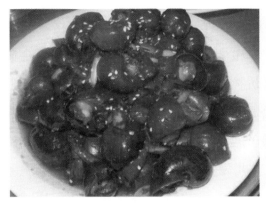

图 5.4 爆炒福寿螺当作海鲜黄螺

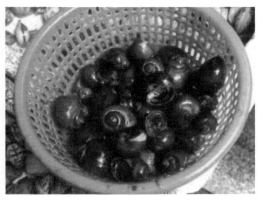

图 5.5 景区小酒楼海鲜馆福寿螺

5.9 幼儿染虫患重病，对症下药双眼复明

患儿，女，2 岁 9 个月，湖南省郴州市永兴县人，2007 年年初随父母来到福州。2008 年 5 月 25 日因腹痛、腹泻、体温 39.2 ℃就诊于福州市第二医院，以"腹痛、发热待查"收治，给予患儿口服酚麻美敏片（12 岁以下儿童使用应咨询医师）160 mg，静脉滴注头孢他啶 0.5 克 / 次，2 次 / 天，治疗 7 天，病情未见好转，并有加重趋势。于 6 月 2 日转至福州市儿童医院，仍以"腹痛待查"收治，给予静脉滴注头孢噻肟四唑 0.5 g、克林霉素 0.3 g，1 次 / 天，治疗 3 天后，腹痛、腹泻未见好转，并出现头痛、颈部强直、恶心、呕吐、步态不稳、视力模糊，乃至失明，眼科专家会诊检查未见虫体等。于 6 月 5 日转入福建医科大学附属医院住院治疗，诊断为颅内炎症，静脉滴注头孢克洛 0.3 g（1 次 / 天）和 20% 甘露醇 200 mL（2 次 / 天）；治疗 2 周，患儿症状、体征仍未见明显好转，邀请外院专家会诊，临床诊断为结核性脑膜炎。于 6 月 18 日转入福州市肺科医院，血常规检查：白细胞 18.18×10⁹/L，中性粒细胞 53.3%，嗜酸性粒细胞 47.0%，淋巴细胞绝对值 5.75×10⁹/L。对痰液涂片进行 2 次抗酸染色结核杆菌检查，结果均为阴性；虽未检出结核杆菌，但仍给予抗结核病治疗，每天空腹顿服甲哌利福霉素 0.25 g，14 天一个疗程。患儿抗结核病治疗结束后症状未见改善，甚至出现意识模糊，连续昏迷 5 天，并出现呼吸困难等症状。肺部 CT 显示，两肺均有毛玻璃样的阴影和大小不规则的虫栓结节病灶。采集患儿的血样和脑脊液送福州市精神病院检查，发现嗜酸性粒细胞分别高达 63% 和 71%，怀疑患儿可能为寄生虫感染。将血样和脑脊液送福建省疾病预防控制中心进行相关寄生虫病检测。ELISA（试剂盒为深圳绿翰生物有限公司产品）检测结果显示，血清和脑脊液的广州管圆线虫抗体水平均较高，吸光度（A450 值）分别为 1.97 和 1.88。随即询问患儿家属有关病史，获知该患儿发病前曾多次食用爆炒（半生不熟）的田螺（铜锈环棱螺）和河蚌。结合该患儿的流行病学史、临床症状和体征，以及脑脊液和血清学检查结果，临床诊断为广州管圆线虫感染。这是

我国大陆自 1984 年发现第一例确诊病例以来报告的 360 多例广州管圆线虫病例中年龄最小的一例。7 月 10 日，患儿转入福建医科大学附属医院，给予口服阿苯达唑治疗，280 mg/d，分 3 次服，连服 9 天。患儿从第 3 天起症状减轻，视力逐渐恢复，并能下床玩耍；疗程结束时，患儿视物清，头痛消失，无腹痛、腹泻等症状，但嗜酸性粒细胞仍高达 68%，左腿跛行较为严重，言语欠流畅。患儿因家庭经济困难，于 7 月 23 日出院，携带一个疗程剂量的阿苯达唑回家服用；疗程结束一个月后随访，患儿言语和左腿跛行完全康复。

 5.10 广州管圆线虫病疫源地螺类新宿主调查和进食蛙类、池螺引发的病例

5.10.1　广州管圆线虫病疫源地多种新宿主调查

目前已知的陆生贝类有 32 种，淡水螺类有 41 种。2004—2006 年，在福建连江和南安两地开展广州管圆线虫病疫源地中间宿主调查，6 个村共检测 16 种 6500 份样本，有 13 种宿主检及广州管圆线虫Ⅲ期幼虫，其中螺类 4 种，蛞蝓 6 种，蜗牛 3 种。首次报告罗氏巨楯蛞蝓、待定种环棱螺和沼水蛙为广州管圆线虫宿主。在 4 种螺类中，待定种环棱螺和铜锈环棱螺的感染率高达 16.64%（272/1635）。但是，这两者多混为一种：前者经中国科学院动物所刘月英教授鉴定为石环棱螺（Bellamya lithophaga），通过与近似种的形态及分子鉴定，确定其为独立螺种；后者铜锈环棱螺为 2005 年报告的广州管圆线虫新宿主，因多生长于池塘内，故俗称为池螺，该螺也是居民经常食用的淡水螺。因此，环棱螺与居民的日常饮食关系较为密切，应引起关注。

5.10.2　生吃青蛙导致剧烈头痛

曾有一位福建省长乐市（现福州市长乐区）人因性情暴躁，听信生吃青蛙可平肝泻火的说法，所以经常在房前屋后捕捉青蛙吞食。2001 年 4 月，其

妻子将一只又一只活的小青蛙投入他的口中使其吞下，仅过了 4 天，其就出现了剧烈头痛，床上床下翻滚，吃了多种止痛药效果都不明显。检查结果显示，脑脊液中的嗜酸性粒细胞显著升高，而外周血中的嗜酸性粒细胞升高不显著，不与脑脊液升高成正比。经流行病史调查，确定其为生食广州管圆线虫转续宿主青蛙而感染寄生虫病。经使用杀虫药物治疗，患者症状很快缓解并逐渐消失。

5.10.3 进食池螺引发的病例

患者，女，27 岁，2002 年国庆节期间参加同学聚会，在福州闽江边一家酒店聚餐，其中有一道菜为酒糟炒螺蛳（图 5.6），味道诱人。患者在聚餐后约一周，开始出现头晕、疲乏等不适，服用感冒药物无效，以头痛为主的症状越来越严重，呈闷痛、胀痛，枕部伴搏动跳痛，发展为持续性剧烈头痛与头晕，伴呕吐，吐出物先为胃内容物，继而为黄绿色苦味胆汁，并有发热，体温在 38 ℃上下。呕吐后头痛稍缓解，但 1 ～ 2 h 后头痛、头晕又加剧。给予患者止痛药、甘露醇、高渗葡萄糖及激素类药物，症状虽有缓解，但无法完全消除。颈稍硬，巴宾斯基征偶呈弱阳性，初步诊断为脑炎与脑膜炎症。外周血检查示：白细胞（8.0 ～ 12.0）× 10^9/L，嗜酸性粒细胞占 8% ～ 14%；多次抽取脑脊液以减轻颅内压或供检查使用，脑脊液外观清淡，未检及病原菌，白细胞计数 9.5 × 10^9/L，嗜酸性粒细胞为 32% ～ 49%。将标本送至有关部门并请会诊，做广州管圆线虫、猪囊虫、血吸虫、钩端螺旋体病、莱姆病等实验室检查。结果显示，脑脊液与血清的广州管圆线虫抗体检测均阳性，而其余检查均为阴性。依据进食螺史、临床表现，以及外周血与脑脊液中嗜酸性粒细胞均明显升高和广州管圆线虫抗体检测均阳性，诊断为广州管圆线虫病。给予患者肠虫清 400 mg/d 和二乙碳酰氨嗪（海群生）100 mg，9 天为一个疗程，早晚分服，密切注意颅内

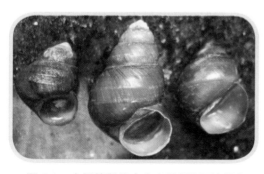

图 5.6　广州管圆线虫宿主池螺（环棱螺）

压变化，并常规予甘露醇及抽取脑脊液降颅内压。经治疗，疼痛快速减轻直至消失，一周后痊愈出院。

5.11 我国大陆广州管圆线虫病流行特征

我国广州管圆线虫病的流行取决于三个要素：①有害螺类宿主进入我国大陆；②商品流通便捷；③饮食多样化。

5.11.1 有害螺类宿主进入我国大陆

广州管圆线虫的中间宿主多达 50 多种（软体动物），其终末宿主（鼠）体内排出的幼虫通过吞食侵入一种或多种宿主体内并发育为感染期幼虫。而其中可作为食用螺并广为人工饲养的大瓶螺（*Pila gigascc*），即福寿螺（图 5.7），徒有"福""寿"之虚名，实际上这种螺不会给人带来福气或延长寿命，反而给人类健

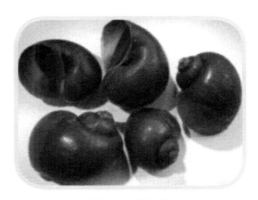

图 5.7　福寿螺

康和农作物带来危害。这种螺源于南美洲，20 世纪 60—70 年代引进台湾后导致广州管圆线虫病流行。该螺又于 1981 年引种传入广东，并在 1984 年前后作为特种经济动物在广东、海南、福建等地推广人工养殖，之后被大量遗弃或逃逸，沿着水系不断扩散、蔓延，分布涉及海南、广东、广西、福建、江西、浙江、上海、江苏、安徽、云南、重庆、四川等省区市。其食性杂而广，繁殖力强，对农作物的危害极大；同时，其分布广，数量多，很快就取代了褐云玛瑙螺成为广州管圆线虫的主要媒介宿主。研究表明，在所有媒介宿主中，褐云玛瑙螺、福寿螺为广州管圆线虫Ⅲ期幼虫最适宜的中间宿主。尤其是福寿螺，其不但适应性强，而且食性杂，繁殖能力旺盛，因此成为 2000 年前后我国广州管圆线虫病疫区迅速扩大并流行的罪魁祸首。

5.11.2 商品流通便捷

在我国现有市场经济体制下，物流之快速便捷是前所未有的，生长在疫源地的螺蛳可通过长途贩运很快地出现在城市酒店、餐馆的餐桌上，引起"城市福寿螺病"。例如，福寿螺、褐云玛瑙螺虽在南方的野外大量繁殖以及人工饲养，却常见于黑龙江、辽宁、北京、天津等地的菜市场。

5.11.3 饮食多样化

随着人们生活水平的提高，饮食越来越多样化，曾相继出现"爆炒东风螺""香辣福寿螺""凉拌螺肉"等热门菜谱。再加上福寿螺廉价，将螺肉加工后出售可获得高额利润，有的制成螺肉盒装投放超市，有的餐馆将福寿螺、褐云玛瑙螺肉加工后充当海生黄螺或其他螺肉品牌菜出售。实际上，这些菜谱背后隐藏"杀机"，常引起不特定的社会群体或个体感染，且一般不可预测。

5.12 广州管圆线虫病重度感染疫源地形成与感染特征

广州管圆线虫在野外自然疫源地形成"鼠—螺—鼠"或"螺—鼠—螺"的生活史循环的传播特征。在野外的生活史循环中，须经过中间宿主环节，感染期幼虫才能感染人类并使其患病。所以，中间宿主在生活史中起到很重要的作用。终末宿主主要为褐家鼠和黑家鼠，传染源为排出广州管圆线虫Ⅰ期幼虫的各种鼠类。野外粪便中的Ⅰ期幼虫被中间宿主——螺蛳或蛞蝓等吞食后，幼虫在其体内经两次蜕皮即成为第Ⅲ期幼虫（亦称感染性幼虫，图5.8～图5.13）。感染了Ⅲ期幼虫的螺蛳、蛞蝓等可以长期带虫，等待终末宿主老鼠的吞食。从老鼠感染Ⅲ期幼虫开始，至鼠粪中查到Ⅰ期幼虫一般需33～42天。广州管圆线虫疫源地形成的相关因素：①气候与地理地貌决定了当地中间宿主种类及其种群数量与分布情况；②具有季节分布特征（中间宿主活动、种群数量分布受气候、雨量等影响）；③邻近住宅区，堆放生活垃圾和常年阴湿且多腐殖质的水沟孳生地（鼠与螺的密度高）为广州管圆线虫高度感染疫源地。可见，现场采检标本应选择适宜的季节和各类传播宿主适宜孳生地。

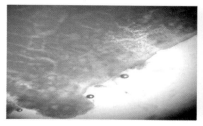
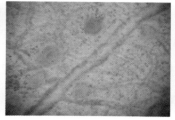
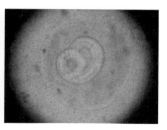

图 5.8　肺检法螺被剖开肺膜后幼虫　　图 5.9　螺肺囊内广州管圆线虫　　图 5.10　幼虫蜷曲于螺肺囊
　　　　　囊结节　　　　　　　　　　　　　　幼虫结节　　　　　　　　　　　结节内

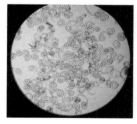
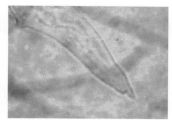
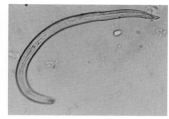

图 5.11　组织匀浆法分离　　图 5.12　Ⅲ期幼虫尾部特征　　图 5.13　螺肺囊分离的广州管
　　　　　的广州管圆线虫Ⅲ期幼虫　　　　　　　　　　　　　　　　　　　圆线虫Ⅲ期幼虫

5.12.1　福寿螺孳生地及其感染特征

福寿螺,其对环境的适应性很强,在我国南方低海拔地区较为常见,凡是有水的地方几乎都有福寿螺分布,且以流水缓慢或静水的浅水区,尤其是水质富养分地区为其高度适生孳生地(图 5.14)。

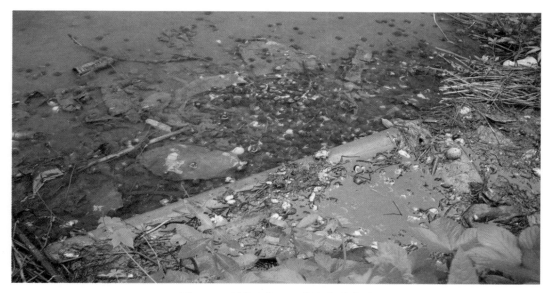

图 5.14　村边小沟——福寿螺孳生地

福建省连江县小湾村一条小沟从村后山水田灌溉沟（A1）流经村边拐弯处（A2）并流往下游（A3、A4），用于菜地灌溉。调查结果显示，A2调查点与A1、A3、A4调查点的感染率具悬殊性差异。A2调查点紧邻住宅区，水沟边生活垃圾成堆，沟内福寿螺分布密度高，几片西瓜皮上就布满了福寿螺，沟边成堆的生活垃圾也成为家鼠最常出没的地方。老鼠在觅食的同时，排出的粪便被雨水冲入沟内，污染水源。此处流水缓慢，减少了粪内广州管圆线虫Ⅲ期幼虫被水冲走的机会，有利于福寿螺觅食时被幼虫侵染。这种环境即成为广州管圆线虫生活史循环并高度感染的疫源地。

5.12.2　褐云玛瑙螺孳生地及其感染特征

褐云玛瑙螺又称非洲大蜗牛，原产于东非沿海地区。该螺主要分布于福建福州以南的城市，以及广东、广西、海南、云南等低海拔终年温暖地带，是我国首批16种外来有害入侵生物之一。该螺喜阴厌光，通常白天藏匿于荫蔽的瓦砾、石缝、草丛（图5.15）中，夜间至清晨四处活动觅食（图5.16）。少雨、干旱或天气转凉时则少见或未见该螺，而春季、夏季一旦下雨或雨过地面潮湿，白天也可见该螺，但仍以夜间为甚。各地间感染率差异悬殊，这与不同孳生地的微型生态环境关系密切。例如，南安市湖美村孳生地为一住宅厨房后院，该处堆放垃圾，该户将日常洗菜、洗碗用水往后院垃圾堆上泼洒，导致

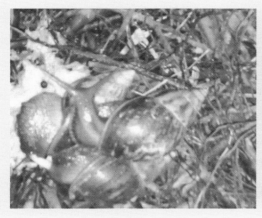

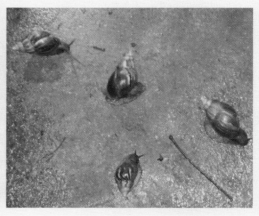

图5.15　白天藏匿草丛中的褐云玛瑙螺　　　图5.16　褐云玛瑙螺夜间四处觅食

该处常年潮湿,加上周边芦苇丛生。这种荫蔽且多腐殖质的孳生地为褐云玛瑙螺高度适生环境,也是家鼠最常出没的地方,感染鼠排出粪内幼虫,其因地面阴湿而不易干燥致死;褐云玛瑙螺使用宽大有力的斧足在地面运动觅食时,广州管圆线虫的 I 期幼虫就十分容易侵染螺体。

5.12.3 蛞蝓和蜗牛孳生地及其感染特征

福建南安的湖美村、莲塘村和彭美村三地的高突足襞蛞蝓的广州管圆线虫感染率差异悬殊,这与不同孳生地的微型环境密切相关。在不同种蛞蝓中,以高突足襞蛞蝓(图 5.17)的感染率最高,这与物种及其生态习性有关。高突足襞蛞蝓不仅个体较大、生活环境适性广、具有种群分布优势,其活动的季节也较长;相反,双线嗜黏液蛞蝓和黄蛞蝓(图 5.18)的生态环境及活动习性常受到气候、雨水等自然因素的影响,因此两者的感染率均偏低。蛞蝓和蜗牛(图 5.19)的生态环境及活动习性与褐云玛瑙螺十分近似。它们白天潜伏于瓜果、菜地及宅区周边的石块下、草堆缝隙中以及其他腐殖质阴湿环境。在南安地区,高突足襞蛞蝓一年中除寒冬外均可外出活动,以夏季雨天或雨过地面潮湿的夜间活动最为活跃;双线嗜黏液蛞蝓和黄蛞蝓则以雨水较多的春季较为多见。同种蛞蝓但不同孳生地的感染率差异大,这与褐云玛瑙螺类似。

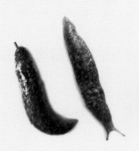
图 5.17 高突足襞蛞蝓
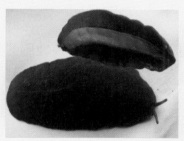
图 5.18 黄蛞蝓
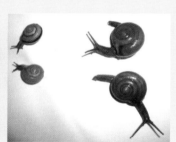
图 5.19 蜗牛

5.13 以脑膜炎、脑炎为主要表现的临床特征与诊治

当人因生吃、半生吃螺类而感染广州管圆线虫后，经 3～30 天的潜伏期后会出现头痛、恶心、呕吐、嗜睡、发热、颈项强直甚至昏迷，其中以头痛最为突出；有的患者还可能出现精神症状。脑脊液与血液的嗜酸性粒细胞均可升高。这些表现与病毒和细菌引起的脑膜炎、脑炎非常相似，但病原体、血常规变化、治疗药物、预后等均有明显的差别。例如，人体广州管圆线虫病的发生有明确的进食螺类史，特别是进食快炒或烤螺，且脑脊液中的白细胞和嗜酸性粒细胞升高，但血中这两类细胞升高不显著或不与脑脊液平行升高。在发病季节上也有明显的差别，病毒性脑炎多发生在蚊蝇较多的夏秋季，脑膜炎双球菌引起的流行性脑膜炎多发生在人口密集的地区。

5.13.1 诊断与鉴别诊断

（1）近期进食了生的或不熟的螺肉的流行病史调查。

（2）起病较急，有（或无）发热、头痛（程度较重）症状，检查时多有颈部强直，可伴有恶心、呕吐；或有各种部位的皮肤感觉异常（如麻木、疼痛、针刺感、烧灼感等）；或有面部或肢体麻痹等表现。

（3）血常规检查：嗜酸性粒细胞的百分比和绝对值升高。

（4）脑脊液的压力多增大，脑脊液内嗜酸性粒细胞增多。

（5）免疫学检查：用 ELISA 法检测患者血清，广州管圆线虫抗体阳性可辅助诊断。

（6）鉴别诊断：需与病毒性脑膜脑炎、结核性脑膜脑炎、其他脑寄生虫病（肺吸虫、血吸虫、裂头蚴、棘颚口线虫等）相鉴别。

5.13.2 实验室检查

（1）血液检查：白细胞总数增加，嗜酸性粒细胞轻至中度增多。

（2）脑脊液检查：脑脊液压力增大，嗜酸性粒细胞增多；蛋白质、糖类、

氯化物亦可轻度增多；极少数病例可查见幼虫或成虫。

（3）免疫学检查：常用的方法为酶联免疫吸附试验，血清中本虫抗体阳性可辅助诊断。

（4）病原学检查：从脑脊液、眼或其他寄生部位查见本虫幼虫或成虫，但阳性率较低。

（5）影像学检查：头颅MRI表现多种多样，脑和脊髓内多发长条形影或结节状强化病灶。

5.13.3　治疗与预防

患者应住院治疗，以阿苯达唑每天 20 mg/kg，10 天为一个疗程，重型者应增加 1～3 个疗程；治疗期间，需用甘露醇和激素降低颅内压。外周血与脑脊液的嗜酸性粒细胞均增多，后者可作为颅脑寄生虫性疾病的重要诊断指标。寄生虫感染时，人体嗜酸性粒细胞普遍而特异性增多，局部的病理变化有嗜酸性粒细胞浸润而形成脓肿等。脑脊液的嗜酸性粒细胞水平无论是绝对值还是所占比例均明显高于外周血的嗜酸性粒细胞检测结果，此反差可作为颅脑寄生虫侵染与危害的指标。治疗颅脑寄生虫病时既要预防颅内高压，又要避免低压性颅脑寄生虫病。虫体的挣扎、死亡后虫体膨胀、代谢产物的释出可导致机体的反应加剧，渗出增加，常致颅内高压，所以应注意进行降压处理。但是，过多、过频地抽取脑脊液也可导致站立性颅脑压力偏低而引起头痛，不过这种疼痛之性质与程度远不如寄生虫所引起的头痛之剧烈，且卧床（头低位）后很快就可得到纠正。

5.14　病原的检测与形态鉴定

（1）成虫：在解剖镜下撕裂鼠肺脏，广州管圆线虫成虫的虫体呈线状，雌雄异体。雌虫个体稍大，头端略圆，尾端呈斜锥形；神经环位于食管前 1/3，后端与肠管相连；子宫呈双管型，白色，与充满血流的肠管相互缠绕，呈红褐色与白色相间分布，即以花纹样为特征。而雄虫活体呈肉白色，较细小，咽管较短，尾端略向腹面弯曲，交合伞对称，肾形背肋短，腹肋发达，两支交合刺等长。

（2）广州管圆线虫Ⅰ期幼虫（图5.20）：可从鼠类肺或鼠粪便中检获。取鼠粪，置玻片上加清水，采用直接涂片法检查Ⅰ期幼虫。幼虫运动活跃，体长0.25～0.29 mm，宽0.014～0.018 mm，咽管约为虫体长度的一半，位于前端的咽管较粗而显现；尾部稍尖，近尾端背侧有一明显的凹陷状，如旧式钢笔尖样形，为本虫之特征。虽然检测样本时可见多种多样的线虫幼虫，但可通过此特征鉴别。

（3）广州管圆线虫Ⅲ期幼虫（图5.21）：亦称感染性幼虫，体长0.462～0.525 mm，用组织匀浆法可分离出螺蛳、蛞蝓等中间宿主动物体内的幼虫。广州管圆线虫Ⅲ期幼虫在清水中运动十分活跃，体表具两层外鞘，头部稍圆，尾部末端骤变尖细，近尾端背侧有一明显的凹陷沟，如旧式钢笔尖样形，为本幼虫之特征。

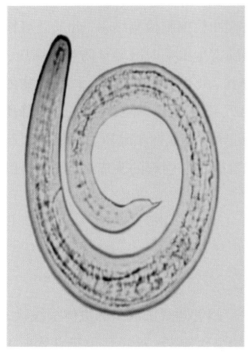

图5.20　广州管圆线虫Ⅰ期幼虫

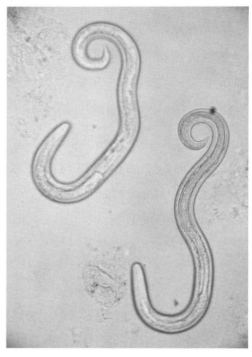

图5.21　广州管圆线虫Ⅲ期幼虫

6

吃肉不当，吃出肌痛病，重者可危及生命的旋毛虫病

6.1 烤肉串、涮猪肉，吃出肌肉酸痛症

6.1.1 不当进食烤肉串病例

患者，女，11岁，因不规则发热30天伴四肢关节及肌肉肿痛、心悸一周入院。病初有皮疹，逐渐出现乏力、消瘦、多汗，双侧膝、踝、腕关节肿痛，无功能障碍，全身肌肉压痛。患儿在当地医院按风湿性关节炎治疗（泼尼松等）无效，转至郑州某省级医院。血常规示白细胞计数 18.8×10^9/L，嗜酸性粒细胞40%，红细胞沉降率35 mm/h；彩色多普勒超声示心脏中度扩大伴少量心包积液；心电图示窦性心动过速伴窦性心律不齐；血肌酸磷酸激酶及其同工酶均增高；肌肉活检可见肌纤维横纹消失，间质水肿，并有许多嗜酸性粒细胞浸润。追问病史，患儿病前1周曾食烤肉串，且血清旋毛虫抗体阳性，故确诊为旋毛虫病；给予阿苯达唑 20 mg/kg，口服，用药一周后体温恢复正常，关节、肌肉肿痛缓解，心电图恢复正常。一个月后心肌酶及心脏超声正常。该病例的临床表现特征是四肢关节及肌肉肿痛、肌肉压痛，明显的嗜酸性粒细胞增多。确诊的依据为：病前患者有食肉串史；有不规则发热、皮疹、肌炎的表现；病理检查显示肌纤维横纹消失，间质水肿，并有许多嗜酸性粒细胞浸润；血清旋毛虫抗体阳性。

6.1.2　不当进食涮猪肉病例

患者，女，24 岁，因近期出现高热伴畏寒，双侧上臂、前臂、手背、小腿等处肌肉酸痛，以及肉眼可见的血尿等症状入院。体检：体温 38 ℃，贫血面貌，肝脾未触及；双手背稍肿，三角肌、肱二头肌、腓肠肌等局部有压痛。血常规：白细胞计数 10.5×10^9/L，嗜酸性粒细胞绝对计数为 0.06×10^9/L，血红蛋白 58 g/L，血小板 193×10^9/L。尿常规：红细胞每高倍镜 15 个，白细胞每高倍镜 0 ~ 2 个，蛋白（－）。肌电图：静息下拇短展肌、第一背侧骨间肌呈纤颤波，轻收缩时以上肌肉及三角肌、肱二头肌、腹内肌等为不规则波，提示肌源性改变可能性大。根据患者的临床表现、实验室检查结果以及抗细菌性感染治疗无效，首先排除细菌性感染疾病的可能性；根据患者累及的肌肉不是典型的对称性近端肢体肌肉，而是全身大小肌肉均累及，且肌肉上某一点的压痛较为明显，往往自觉疼痛厉害，且肌力和血清肌酶均正常，可排除多发性肌炎的可能性。经反复询问得知，患者经常在个体小摊上进食涮猪肉。虽然其外周血嗜酸性粒细胞未增多，但是骨髓检查显示分叶核粒细胞占 3.5%，提示嗜酸性粒细胞稍多，在排除药物热后，则寄生虫病的可能性无法排除。通过血清学检查发现患者的旋毛虫循环抗体弱阳性，因此临床诊断为旋毛虫病；给予阿苯达唑口服，连续用药 7 天，用药期间随访，白细胞未再下降，肝功能较正常；2 周后按上述剂量再口服阿苯达唑 4 个疗程，患者体温降低，肌肉疼痛缓解，白细胞恢复正常，血尿消失。

6.2　旋毛虫病是一种怎样的寄生虫病

旋毛形线虫病（trichinellosis），简称旋毛虫病，在世界广泛分布，以欧洲、北美洲发病率较高。在我国，Manson 于 1881 年在厦门猪肉中首次发现了旋毛虫（*Trichinella spiralis*）幼虫。1939 年，唐仲璋在福建省沙县对 136

只鼠进行检查，发现感染率为 2.19%；1941 年，顾瑞岩对福建省沙县的旋毛虫进行调查，发现鼠的感染率为 8.33%（4/48），猫的感染率为 1.56%（5/320）。我国人群旋毛虫病从 20 世纪 60 年代开始大范围流行，以西南地区最为严重，且形成地方性、群体性和食源性的特点，成为严重危害人类和畜牧业发展的人畜共患寄生虫病，特别是旋毛虫病的暴发流行，会严重危害人民的身体健康和社会的经济发展。例如，1995 年 12 月至 1996 年 2 月发生在河南郑州市的旋毛虫病暴发流行，共有 291 人感染，212 人发病。这是一起由食物引起的严重突发公共卫生事件，引发了社会不安和猪肉价格的波动。本病的传染源宿主主要为猪，其次是狗。旋毛虫成虫寄生于宿主的小肠，成虫细小，前端较小，后半部稍粗，雄虫长 1.4～1.6 mm，雌虫较长，达 3～4 mm，咽管长为虫体的 1/3～1/2，后段咽管背侧有杆细胞组成的杆状体。子宫位于虫体后段 2/3，且充满发育期虫卵。成虫寄生于宿主的十二指肠和空肠上段，生殖方式为卵胎生，即幼虫在卵内孵出，雌虫直接生殖排出幼虫。幼虫细小，长约 0.1 mm，随血液循环流动而散布于宿主自身的横纹肌肉，形成囊包，幼虫蜷曲于囊内，囊包长轴与肌纤维长轴平行（图 6.1）。旋毛虫囊包对宿主造成了主要危害，也是使人发病的感染性病原。旋毛虫在自然界的储存宿主种类较多，如熊、狼、狐等和家养的猫、狗，以及鼠类，在宿主间食物链中（食入个体或残渣）传播，因此成虫与幼虫可同时寄生于同一个宿主体内，形成成虫寄生于小肠、幼虫寄生于横纹肌的旋毛虫生物学特征（图 6.2）。

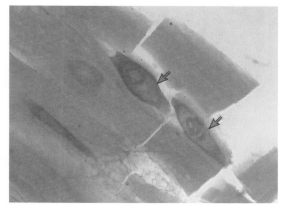

图 6.1　宿主横纹肌中的旋毛虫囊包

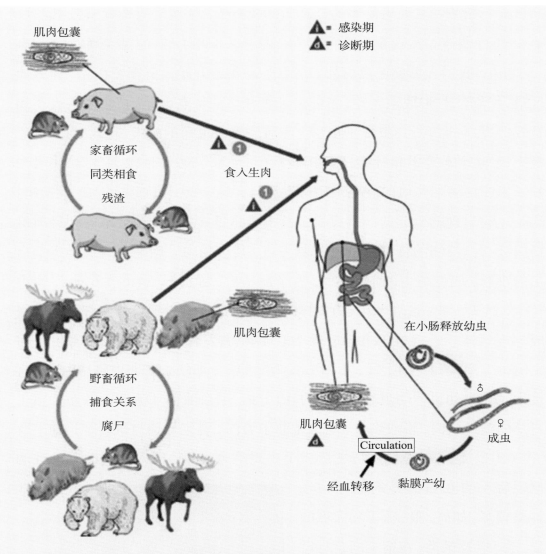

肌肉包囊

▲ = 感染期
d = 诊断期

家畜循环
同类相食
残渣

食入生肉

肌肉包囊

野畜循环
捕食关系
腐尸

在小肠释放幼虫

肌肉包囊

成虫

Circulation

经血转移　黏膜产幼

图 6.2　旋毛虫病传播链示意图（蔺西萌供）

6.3　我国人体旋毛虫病分布与暴发事件

　　据统计，1964—1999 年，我国 12 个省（区、市）发生了 553 起暴发流行的食品卫生事件，病例达 23126 人，死亡 236 人（表 6.1）。我国人体旋毛虫病流行区划分为西南、中原和东北三大片区。其中，西南的云南省情况最为严重，发生过 442 次暴发流行，患者数达 20344 人，死亡 217 人，有 7 次由生食野猪肉、山羊肉、麂肉、竹鼠肉引起，其他的均因生食或半生食猪肉而染病。西藏发生过 8 次暴发流行，发病 155 人，死亡 8 人；广西发生过 51 次暴发流行，发病 121 人，死亡 61 人。中原片区的湖北省发生过 65 次暴发流行，发病 1548 人，均由生食或半生食猪肉所致。河南省自 1984 年在南阳地区发现人体旋毛虫病后，流行范围不断扩大，患者数量逐年增加，1984—1996 年共发生 14 起暴发流行，病例数达 514 人。郑州市 1992—1996 年就发生了 7 起暴发流行，其中 1995 年的那次暴发流行共发病 212 人。东北片区的辽宁省发生过 41 起暴发，共发病 33 人；吉林省发生过 51 起暴发流行，共发病 71 人；黑龙江省有过 2 次暴发流行，发病 164 人。此外，山西、北京及香港各发生过一次暴发流行。2000—2003 年，我国报道了 18 起人体旋毛虫病暴发流行，共发病 838 人，死亡 11 人，暴发地区仍主要位于西南（云南、西藏、四川、广西）、中原（湖北、河南）和东北（辽宁、黑龙江）地区（表 6.2）。2004—2008 年，我国报道了 9 起人体旋毛虫病暴发流行，发病 1282 人，死亡 3 人，集中在西南地区的云南、四川和西藏，其中 7 起由生食或半生食猪肉所致，2 起由生食野猪肉引起。

表 6.1　1964—1999 年我国人体旋毛虫病暴发流行情况

省（区、市）	暴发次数	发患者数	死亡人数	感染来源
云南	442	20344	217	猪肉、野猪肉、山羊肉、麂肉、竹鼠肉
西藏	8	155	8	猪肉
广西	5	121	6	猪肉
四川	5	161	1	熊、猪肉
湖北	65	1548	0	猪肉
河南	14	514	0	猪肉、羊肉、牛肉
辽宁	4	33	0	猪肉、羊肉、狗肉
吉林	5	71	0	狗肉、羊肉
黑龙江	2	164	0	羊肉
山西	1	5	0	猪肉
北京	1	6	0	狗肉
香港	1	4	4	猪肉
合计	553	23126	236	

表 6.2 2000—2003 年我国人体旋毛虫病暴发流行情况

省（区、市）	暴发次数	发患者数	死亡人数	感染来源
云南	6	659	6	生猪肉
西藏	3	50	4	生熊肉
四川	2	32	1	生野猪肉
广西	2	61	0	生猪肉
湖北	1	19	0	烤猪肉
河南	2	7	0	半生猪肉
辽宁	4	33	0	生狗肉
黑龙江	2	164	0	生冻狗肉
合计	18	838	11	

6.4 旋毛虫病临床表现与诊治

6.4.1 临床特征

旋毛虫病无特异症状，临床表现复杂。感染性幼虫侵入人体后，潜伏期一般为 5 ～ 15 天，但也有仅数小时即发病的情况，长者达一个半月才出现症状；潜伏期越短，病情越严重。临床表现多样，轻者可无明显症状，重症者在发病后 2 ～ 7 周内死亡。患者常以全身不适和头痛开始，重度感染者在发病第 1 周内可出现严重腹痛、腹泻等。急性期以发热、肌肉疼痛以及眼睑或面部水肿为主要表现，此时可伴有心肌炎、肺炎、脑炎和血栓性疾病。患者一般从发病第 2 周开始出现持续性高热，体温在 38 ～ 40 ℃，热型以弛张热为主，也可呈不规则高低热，一般持续 2 ～ 4 周，重者可达 6 周，以后热度逐渐下降。在发热的同时，多数患者可出现对称性眼睑、眼眶周围及面部水肿，并持续一周，重症者可伴有下肢甚至全身水肿。部分患者可出现眼球结膜水肿、出血。约有 18% 患者的指甲、趾甲下出现线状或半月形出血，常见于感染一周后，随后出血陆续增多。全身性肌痛是本病最为突出的症状，表现为肌肉肿胀，有硬结感，压痛与触痛尤为明显，常影响颈肌、躯干肌和上下肢肌肉，以腓肠肌、肱二头肌及肱三头肌为甚。部分患者可伴有咀嚼哽咽和说话困难，呼吸和动眼时均感疼痛。患者感觉极度疲乏。肌痛常在运动时出现，多数重症者在休息时亦有肌痛感。旋毛虫病典型的临床表现主要见于有食生肉习惯的地区。对于未煮熟的烤肉串、涮猪肉、猪肉饺子等引起的感染，多数患者的症状一般较轻或不典型，这些感染者主要表现为长期不明原因的发热及四肢和腰背部肌肉酸痛。并发症主要见于重度感染者，但中度感染者若未及时进行治疗，也可发生并发症。重症患者在急性期内可出现心、肝、肺和中枢神经系统的并发症，表现为心肌炎、心包积液、支气管肺炎、脑炎等；心肌和脑的并发症可同时出现，危及患者生命。嗜酸性粒细胞增多在感染后早期出现，常在全身症状、体征出现之前就已存在，其增多的程度与肌痛的严重程度相关。

6.4.2 病原学检查

从患者的肌肉组织中查出旋毛虫幼虫是明确诊断的依据。一般在发病10天以后可从腓肠肌、肱二头肌或三角肌摘取米粒大小肌肉（0.2～0.5 g，不含脂肪和皮）进行压片镜检，查到旋毛虫或梭形囊包即可确诊。但是，因受摘取肌肉组织局限性的影响，故早期或轻度感染者的肌肉活体病原阳性检出率不高。通过肌肉压片法镜检可看清旋毛虫囊包的完整结构及其内所含的蜷曲幼虫，一般不需要做组织切片病理检查。

6.4.3 流行史调查

旋毛虫病因无特异性临床表现，诊断较为困难，故流行病学非常重要，患者常有生食或半生食肉类的病史，尤其在疾病暴发流行期，同批患者往往能溯源追踪到聚餐史。当一家人中有2人或2人以上出现发热、肌痛、眼睑或面部水肿，或同批聚餐者出现类似症状时，应高度疑为旋毛虫病，并应用抗旋毛虫抗体血清学检测方法对患者进一步检查。

6.4.4 血清学辅助诊断

对临床疑为旋毛虫病的患者进行血清学检测有助于旋毛虫病的确诊，多种血清学方法已被用于旋毛虫病的诊断，其中以ELISA的敏感性最高，且具有经济、检测方法标准化、特异性和敏感性比较稳定等优点。一般认为，人体感染旋毛虫后首先出现 IgE 抗体,该抗体在急性期明显升高,但其半衰期相对较短,因此,临床上很少将 IgE 用于旋毛虫病的诊断。IgG 在血清中含量高,持续时间较长,且较易检测,为检测的首选,但有时在急性期的最初几天其血清学检测可能为阴性,可在几天后进行第 2 次复查。

6.4.5　病原治疗

对于大多数患者,给予驱虫药治疗即可。激素不宜用于轻、中度患者的治疗;重症患者应慎用激素,且必须与阿苯达唑联合用药,因激素可延长旋毛虫感染的肠道期,延迟肠内排虫反应而增加患者肌肉虫荷。

（1）甲苯达唑:300 mg/d,3 次 / 日,连服 5 ～ 9 天。

（2）阿苯达唑（丙硫咪唑）:目前治疗旋毛虫病的首选药物。此药不仅有驱除肠内早期脱囊幼虫和成虫的作用,也可抑制雌虫生产幼虫,还能杀死移行中的幼虫及肌肉内的幼虫;剂量为 20 ～ 30 mg/（kg·d）,2 次 / 日,5 ～ 7 天为一个疗程。

6.5 · 预防与防控措施

我国旋毛虫病感染方式不尽相同,与各地居民的风俗饮食习惯有关。例如,云南等地区常将生肉剁碎或切成肉丝,拌以佐料后变为美味的"剁生""生皮"食用,或将生肉片放入过桥米线内半生熟烫食。生食或半生食肉类是人体旋毛虫病急性感染或经常暴发流行的主要原因。此外,生熟刀、砧板不分,食用被感染性幼虫污染的熟食或凉拌菜也可导致感染。旋毛虫病与众多食源性寄生虫病一样,是吃出来的疾病,其发生不仅取决于生物因素,也与当地的传统文化习俗、居民卫生意识和行为密切相关。因此,随着"生物-心理-社会医学模式"的建立,人们的健康教育知识水平逐渐提升,以预防为主,以健康为中心,通过健康教育改变人群的不良行为,在人群旋毛虫病的防治工作中起先导作用。预防在前的措施,不仅能够防止疫情暴发与危重患者出现,更是避免死亡病例发生的关键,也是目前旋毛虫病防治工作的趋势所在。因此，人体旋毛虫病的预防应引起高度关注和重视，应利用典型病例向群众宣传该病的流行特点、对人体的危害以及预防知识，倡导良好的饮食卫生习惯，不吃生肉、生菜尤为重要，提倡圈养猪、喂熟饲料，严格执行肉类卫生检疫措施。云南省为控制旋毛虫病的暴发流行，于1997—2000年在保山市板桥镇和广南县者兔乡开展人群干预（群体健康教育、不良饮食行为监督、乡村医生培训等）与传染源干预措施（加强生猪屠宰检疫及市场肉类检疫，开展旋毛虫病的防治，大力提倡灭鼠）。板桥镇在1966年就发生过旋毛虫病的暴发流行，至1997年的31年间，共发生过6次暴发流行，发病293人。者兔乡在1993年就发生过旋毛虫病的暴发流行，至1997年的4年间暴发了4次，发病290人，且当地居民有吃生猪肉的习惯。对上述两地实施干预的3年多来未发生过旋毛虫病的暴发流行，人群个人行为及对旋毛虫病的预防认知发生了明显的改变。

7 生吃泥鳅、黄鳝 得了颚口线虫病

7.1.1　游走性皮下包块

患者，女，52 岁，近 3 个月左肩背部与上肢反复出现游走性皮下条索状包块（图 7.1）。广州某医院检查：嗜酸性粒细胞 21%；血清学检测并殖吸虫抗体阴性、裂头蚴抗体阳性；初步诊断为裂头蚴病。2011 年 8 月 28 日，整形外科医生行皮下包块手术探查，未见寄生虫；切除标本病理检查示皮下组织中的血管内有大量嗜酸性粒细胞，未见肉芽肿；术后第 2 天，背部又出现多个不同方向的快速游走性皮下包块。诊断为皮肤裂头蚴病，给予吡喹酮 75 mg/（kg·d），3 次 / 日，连服 3 天。服药次日出现胸部皮下包块；治疗 3 天后又出现左上肢肿胀，ELISA 结果显示裂头蚴抗体仍阳性。浙江医科院检查：裂头蚴抗体阳性，棘颚口线虫（*G.spinigerum*）抗体强阳性。患者在几周前有听信祛肝火的说法而生吃泥鳅史，故拟诊为颚口线虫病（Gnathostomiasis）；给予阿苯达唑，15 mg/kg，2 次 / 日，一个疗程 15 天；服药一天后上肢肿胀局限，9 天后出现水疱；服药一个疗程 2 天后，检查结果显示棘颚口线虫抗体阳性，嗜酸性粒细胞升高 5.5%；一个月后复查无新的皮下包块，嗜酸性粒细胞 3.3%；随访 4 年未复发。

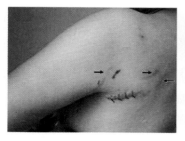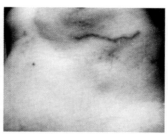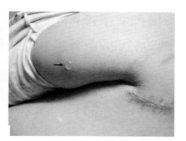

图 7.1　游走性皮下肿块、条索状丘疹

7.1.2　弯曲线状红疹

患者，女，49 岁，2008 年 12 月底因左下肢腹股沟附近出现皮下红肿包块（直径约 1 cm），伴痒感而至杭州某医院就诊。初步诊断为带状疱疹，服用抗病毒药物治疗未见好转；一周后到皮肤病专科医院就诊，诊断为湿疹，行局部表皮冷冻治疗；2009 年 1 月中旬，原皮下包块消退，左下肢外侧新发一皮下包块，新旧两包块之间出现匍行疹。患者再次到医院皮肤科就诊，怀疑为寄生虫感染；1 月 30 日到杭州另一家医院的皮肤科就诊，自己要求手术治疗。医生检查发现皮下包块已消退，再行手术意义不大，建议其到寄生虫病专业机构检查。2 月 1 日，患者来到浙江省医科院检查咨询。主诉：左下肢腹股沟皮下包块，红、痒一月余，伴高热（39.8 ℃）、咳嗽 3 天。胸部 X 线片示肺纹理增多、紊乱，未见实质性病变。查体：见左下肢腹股沟附近皮肤有一弯曲线状红疹，皮下包块已消失。饮食史：2008 年 11 月先后两次生食泥鳅，间隔一周，每次食用两条；未曾吃过生的或半生的青蛙、蛇、猪肉、鸡肉等。用金标免疫渗滤法检测患者的血清特异性抗体，结果显示棘颚口线虫抗体强阳性，曼氏裂头蚴和肺吸虫抗体阴性。

7.2　成都逾百人胡乱听信养生节目生吃泥鳅住院

据报道，截至 2010 年 5 月 27 日，四川已有 100 余人因偏听偏信食疗养生而生吃泥鳅，致体内长出寄生虫而住进医院。据了解，从去年年初开始，就陆续有市民到四川省疾病预防控制中心预防医学门诊部做寄生虫检查，这些市民都看了博客上的文章《不生病的智慧》和《泥鳅为我们健康开路》，相信了生吃泥鳅能祛肝火，治慢性胆囊炎、红眼病、发冷、口渴、肝火旺等多种病症的说法并相互交流传言而开始生吃泥鳅。今年3月以来，这类患者又开始明显增多。在四川省人民医院感染内科住院的陈阿姨说，去年7月，她和丈夫开始生吃泥鳅；近一年以来，她和丈夫生吃了七八次泥鳅；今年5月1日，她又与丈夫、儿子一起生吃了4条泥鳅；5月13日，丈夫出现发热、发冷、全身发抖、肌肉酸痛等症状，第二天，陈阿姨也出现了相同的症状，吃药后不见效果。经医院检查，两人体内均含有寄生虫，夫妻二人这才意识到生吃泥鳅的后果。陈阿姨还说："我儿子在外地，我已经电话通知他周末回来做检查，而且好几位亲戚都在生吃泥鳅，也打电话通知他们了，千万不要再生吃泥鳅了。生吃泥鳅，害人不浅呀！"有一对因生吃泥鳅已住院一周的年轻夫妇，其中的丈夫还出现皮下打"隧道"和肝区疼痛症状。感染内科的主管医生说，第一个病例在去年6月左右出现，之后又陆续接诊了类似的患者。从去年到今年，因生吃泥鳅而感染寄生虫的在成都各家医院至少已有100例。这些患者几乎都是因听信了养生方法而生吃泥鳅。有的患者从就近的农贸市场购得泥鳅并洗净后剁碎拌蒜末直接食用；有的患者则将泥鳅放入麻辣豆腐中，泥鳅都钻进豆腐中，只有尾巴留在外面，十分有趣，也比较好入口。这些人在数周后出现上述症状，结合其临床表现、饮食史及血清抗体检测结果，确诊为颚口线虫病。四川省疾病预防控制中心预防医学门诊部的李医生告诉记者，他们诊治的因生吃泥鳅而患病的人中，从2岁的娃娃到70多岁的大爷都有，其中以中老年人略微偏多。这些人的始发症状都是相同的，包括发热、腹泻、四肢酸痛等，跟感冒初期的表现很像，在检查后才发现皮肤和肝脏内长了寄生虫。

颚口线虫病分布、病原及传播特征

颚口线虫病是由颚口线虫（*Gnathostoma*）引起的人兽共患食源性寄生虫病，主要分布于亚洲和拉丁美洲，以泰国、日本、墨西哥等国家较为严重。随着跨国旅行日益频繁，一些非流行区国家，如法国、英国、美国、澳大利亚、喀麦隆共和国不断出现输入性病例，以至于颚口线虫病被认为是一种新发传染病。颚口线虫隶属颚口科（Gnathostomatidae）颚口属种类。至今报道的感染人体的有棘颚口线虫、刚刺颚口线虫（*G.hispidum*）、日本颚口线虫（*G.nipponicum*）、杜氏颚口线虫（*G.dorolesi*）和马来颚口线虫（*G.malaysiae*）5 种。我国有棘颚口线虫、刚刺颚口线虫和杜氏颚口线虫感染人体的报道。我国的 3 种颚口线虫主要分布于上海、福建、广东、四川、湖北、浙江、黑龙江、河南、山东、北京、河北、陕西、安徽、江苏、湖南、江西、广西、云南、新疆、海南、台湾和澳门 22 个省（区、市），其中前 17 个省（区、市）有人体感染颚口线虫的报告，病例呈散在发生。

颚口线虫成虫呈圆柱形，鲜红色。雄虫长 11 ~ 25 mm，雌虫长 25 ~ 54 mm，头、尾部弯向腹面；头部呈球形，有 8 环前后排列的倒钩。成虫主要寄生于猫、犬、猪等哺乳类动物的胃壁（图 7.2 和图 7.3）。棘颚口线虫的体前部披小棘（图 7.4 和图 7.5）；刚刺颚口线虫和陶氏颚口线虫则全身披小棘。虫卵呈椭圆形，仅在前端有帽状突起者为棘颚口线虫卵或刚刺颚口线虫卵，大小平均为 69.3 μm × 38.5 μm（图 7.6）；两端都有帽状突起者为陶氏颚口线虫卵，大小为 61.5 μm × 34.0 μm（图 7.7）。子宫内虫卵无色透明，落入肠腔后被染成棕黄色。

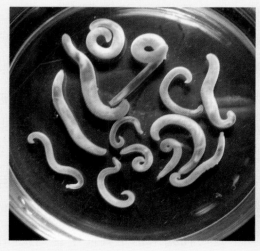

图 7.2　寄生野猪胃壁的陶氏颚口线虫成虫

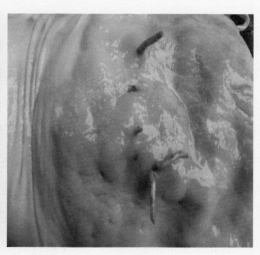

图 7.3　从野猪胃壁分离得到的成虫

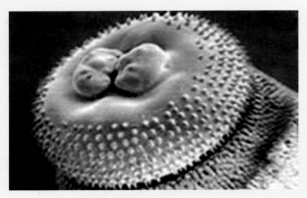

图 7.4　棘颚口线虫成虫头棘形态（电镜扫描）

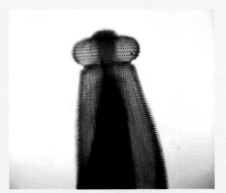

图 7.5　棘颚口线虫成虫放大的头棘

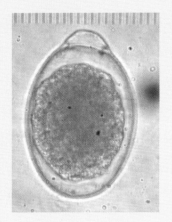

图 7.6　棘颚口线虫卵仅在前端有帽状突起

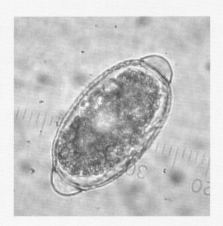

图 7.7　陶氏颚口线虫卵两端皆有帽状突起

　　受精卵随宿主粪便排入水中（27 ℃），经 7 天发育为第 Ⅰ 期幼虫，再经 2 天，卵内幼虫第一次蜕皮孵出带鞘的第 Ⅱ 期幼虫，其被剑水蚤蚕食，4 天后形成头球并蜕鞘，再经 7 ～ 10 天，幼虫再蜕皮一次成为早期 Ⅲ 期幼虫。此期幼虫被鱼、蛙吞食，在宿主肝脏、肌肉结囊，在肝内结囊呈圆形（图 7.8），在肌肉结囊呈梭状；约经一个月发育为晚期 Ⅲ 期幼虫（图 7.9）。当含有 Ⅲ 期幼虫的剑水蚤被终末宿主或转续宿主（如蛇类、蛙、鸡、鸭、鸟类）吞食后，幼虫入胃、肠脱囊，然后穿过胃肠壁进入肝脏或移行肌肉组织，逐渐发育长大，在肝内蜕皮后成为第 Ⅳ 期幼虫，最后又返回宿主胃壁，形成特殊的肿块。肿块具洞穴，成虫匿居洞穴。一般感染后 3 ～ 4 个月可在终末宿主粪便中查到虫卵。颚口线虫须经两个中间宿主才能完成生活史（图 7.10），剑水蚤为第一中间宿主,淡水鱼类为第二中间宿主。第一中间宿主剑水蚤、泥鳅等广泛分布,而只要颚口线虫卵有机会入水,该地即形成自然疫源地。

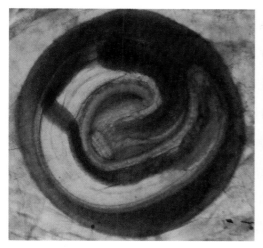 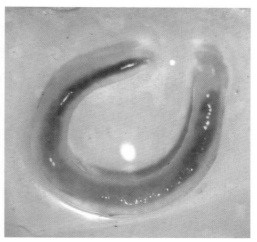

图 7.8 幼虫在泥鳅肝脏内形成囊包　　图 7.9 从宿主体内分离的颚口线虫第Ⅲ期幼虫

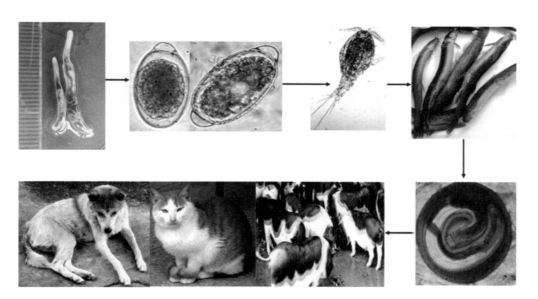

图 7.10 颚口线虫生活史

　　陈清泉将刚刺颚口线虫病疫源地分为湖沼型和山丘型两种类型,并指出湖沼型疫源地具有分布集中、感染率高的特征,如洪泽湖、洞庭湖、巢湖。1994 年,袁定清调查了洪泽湖的 8 种淡水鱼类,其中,乌鳢、泥鳅、黄鳝感染率最高,达 96%。但是,随着规模化专业化养猪业的发展,圈养猪失去了感染及排粪机会。因此，湖沼水中虽有大量剑水蚤和淡水鱼类，流行特征却因传染源被阻断而改变了。福建多山，是典型的山丘型颚口线虫病自然疫源地。2008年，黄锦源对福建省将乐县的3244只家猪和野猪进行调查，检出颚口线虫寄生猪156只，感染率为4.81%，其中：家猪、野猪的感染率分别为4.03%与41.18%；共检出虫体682条，感染度平均为4.37条/胃；各乡（镇）感染率为3.73%～6.77%。虫种经鉴定为陶氏颚口线虫和刚刺颚口线虫两种。山区每年夏收和秋收后，常见被野猪破坏的田沟、田埂，野猪在捕食泥鳅的同时排出粪便，污染田沟水源，形成"野猪—剑水蚤—泥鳅"的传播链，稻田则是颚口线虫病适宜的疫源地。但是，野猪是国家保护动物，该县境森林茂密，覆盖面积达84%，为野猪提供了很好的生态环境，致使野猪的种群数量迅速增加，成为颚口线虫病的主要传染源。福建省将乐县家猪、野猪颚口线虫感染率见表7.1。

表 7.1　福建将乐县家（野）猪颚口线虫感染率

猪种	检查只数	感染只数	感染率/%	陶氏颚口线虫		刚刺颚口线虫		陶氏、刚刺颚口线虫混合	
				感染只数	比例/%	感染只数	比例/%	感染只数	比例/%
家猪	3176	128	4.03	80	2.52	26	0.82	22	0.69
野猪	68	28	41.18	18	26.47	4	5.90	6	8.82
合计	3244	156	4.81	98	3.02	30	0.92	28	0.86

7.4　颚口线虫病临床表现与诊治

人食入活的颚口线虫Ⅲ期幼虫后，幼虫穿过胃壁或肠壁，移行或寄居在身体的不同器官组织中，可引起相应的损害。幼虫移行不仅可引起机械损伤，其分泌的毒素还会引起周围组织的炎症、超敏反应等。虫体寄生部位不同，出现的临床症状和体征也各异。个别病例因成虫直接感染而致病。

7.4.1　分型

目前依据主要侵害部位及临床表现将其分为皮肤型、脑脊髓型、眼型和内脏型。

（1）皮肤型：皮肤型颚口线虫病最为常见，幼虫有游走的特点，可引起皮肤幼虫移行症。最常见的体征是出现游走性皮下肿块，伴有发红、疼痛、瘙痒等，也可仅有发红、无痛痒等症状。发病部位包括体表各处，如四肢、颜面部、背部、腹部、腋下、乳房等。颚口线虫引起的皮下包块、条束状皮下结节、脓肿、皮疹等游移方向变化快且范围广，形状也多变，需与皮肤型裂头蚴病、肺吸虫病、猪囊尾蚴病相鉴别。

（2）脑脊髓型：颚口线虫幼虫侵犯脑、脊髓的概率相当高，是嗜酸性粒细胞增多性脑膜脑炎的主要病原体之一。引起的中枢神经系统病变预后也较差，病死率达 13%。脑型颚口线虫病常表现为脑膜脑炎和蛛网膜下腔出血，可引起脑膜、脑组织病变，导致剧烈头痛、喷射性呕吐、意识障碍、脑膜刺激征、脑神经瘫痪或肢体瘫痪等，甚至昏迷。脑脊髓型颚口线虫病的临床表现与广州管圆线虫病极为相似，需综合特异性抗体检测与相关流行病学资料加以鉴别诊断。

（3）眼型：颚口线虫侵入眼部的概率相当高，引起的眼部病变可分为外眼病变和眼内病变。外眼病变主要表现为眼眶周围发炎的相关症状；眼内病变较为严重，预后较差，严重者可导致失明。泰国曾有一名患者出现皮下游走性包块 4 年，偶发眼睑水肿、结膜疼痛，突发眼睑出血、结膜红斑，眼球活动疼痛，初诊为眼膜炎，经眼裂隙灯检查，在鼻下 1/4 象限的虹膜边缘处发现一活的蠕虫，后又迁移至眼后房，术中查获虫体而确诊。

（4）内脏型：颚口线虫幼虫随食物进入胃肠道，虫体可穿过胃肠壁而引起腹痛、胃肠道出血等症状。幼虫穿过肠壁后可进入腹腔，侵犯肝、脾、肾等器官。肝脏病变表现为上腹隐痛或胀痛，可伴高热、食欲减退、恶心、疲乏等症状。查体可扪及显著的肝肿大。若侵犯脾脏及肾脏则可表现为持续高热。

7.4.2　诊断

诊断分为病原学诊断与免疫学辅助诊断。

（1）病原学诊断：已报道的皮肤型颚口线虫病病例大部分通过外科手术

检获虫体而确诊。可用显微镜直接观察幼虫形态,通过头球4排小钩数和体棘环数等进行虫种鉴定。少部分患者的虫体寄居处表皮破溃,虫体自动逸出,或用手指轻轻挤压就能抠出虫体。

(2)免疫学诊断:由于病原学检查存在很大的局限性,因此颚口线虫病的免疫辅助诊断具有极其重要的意义。自20世纪80年代起,血清中的特异性IgG抗体检测开始应用于颚口线虫病的辅助诊断。近几年,免疫诊断特异性方面也取得了较大进展,较多的患者通过免疫印迹技术检测出抗原特异性IgG而被诊断为颚口线虫病。但是,免疫印迹技术由于操作要求高、耗时长,需要特殊的仪器设备,因此难以在基层临床单位或现场推广应用。在尚未取得特异性纯化抗原的情况下,以粗抗原检测IgG4特异性高,敏感性与IgG检测相近,是值得推荐的免疫诊断方法。

7.4.3 治疗

目前,颚口线虫病的常用治疗药物是阿苯达唑和伊维菌素两种。

(1)阿苯达唑:作为广谱驱虫药物已广泛应用于肠道线虫病、广州管圆线虫病、旋毛虫病、粪类圆线虫病等线虫病的治疗,所用剂量、疗程和疗效各不相同。治疗颚口线虫病的常用剂量为400 mg,2次/天,21天为一个疗程,其不良反应有头晕、恶心,以及碱性磷酸酶、谷草转氨酶、谷丙转氨酶增多等。

(2)伊维菌素:能有效抑制多种线虫的幼虫及成虫,常规治疗剂量为0.2 mg/kg,单剂量或双剂量(连服2天)。

8 发热、肝区疼痛及 嗜酸性粒细胞增多的肝毛细线虫病

8.1 发热、肝大、嗜酸性粒细胞增多症病例

8.1.1 肝脾肿大

患儿，男，1.5 岁，新乡市郊区唐庄村人，2003 年 8 月出现持续高热 40 ℃，肝脾肿大，以疑似血吸虫肝硬化就医；就诊前曾在当地医院进行了多日的抗菌治疗。临床检查示肝大至肋下 8 cm，与脐平；嗜酸性粒细胞增高 30% ～ 50%。患者提供了由北京医院制作的肝组织活检病理切片，病检报告称疑似血吸虫虫卵；病理切片在镜下可明显检见成堆的 2 ～ 4 期未成熟肝毛细线虫卵（图 8.1），周围有大量炎性细胞，并包绕有许多纤维细胞。据此，该患儿可确诊为肝毛细线虫感染。

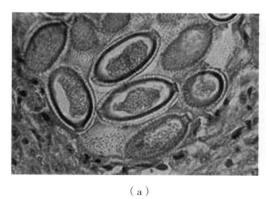
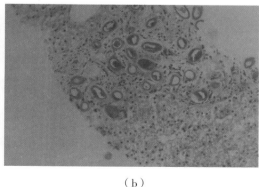

（a） （b）

图 8.1 肝脏穿刺病理切片可见肝毛细线虫虫卵

8.1.2　腹胀、肝区疼痛

患儿，女，55岁，商丘柘城县人，2010年10月出现持续高热（39～40℃）；10月24日开始出现腹胀、肝大、肝区疼痛，嗜酸性粒细胞41.6%，出现胸腔积液；11月25日，肝组织活检显示有少量间皮细胞、中性粒细胞、淋巴细胞和嗜酸性粒细胞，提示炎症；并殖吸虫、华支睾吸虫、日本血吸虫、裂头蚴、旋毛虫等抗体均阴性；肝脏穿刺病理切片检见多个肝毛细线虫虫卵和肉芽肿。

8.2　肝毛细线虫病的分布与传播特征

肝毛细线虫寄生于鼠类或其他终末宿主肝脏中并产卵，但虫卵不能在肝组织中发育。宿主死亡，尸体腐烂，虫卵被释放或被其他宿主吞食，经消化道排出虫卵；虫卵在土壤中于合适温度和湿度下发育为感染期虫卵，人或动物宿主吞食被感染期虫卵污染的食物即可被感染而患病。肝毛细线虫是鼠类和许多哺乳动物的常见寄生虫。人是偶然宿主，因食入被感染性虫卵污染的食物或水而染病。肝毛细线虫卵在土壤中适宜的温度、湿度下（20℃，40天）发育为感染性肝毛细线虫卵，宿主由于吞食被感染性虫卵污染的食物或饮水而染病。感染24小时内，虫卵于盲肠孵化，经过肠系膜静脉、门静脉，在感染后52小时内达肝脏。

迄今为止，全球共报告了85例肝毛细线虫病（肝活检确诊72例，血清学诊断13例）。我国报告了5例，其中，广东、福建、四川各1例，河南2例。鼠类是肝毛细线虫重要的保虫宿主，感染率非常高。对福建省宁德市针毛鼠的调查显示，肝毛细线虫感染率最高为55.56%，其次为褐家鼠的53.22%，黄胸鼠、黄毛鼠和社鼠感染率分别为44.33%、38.94%和30.00%，且成年雄鼠的感染率显著高于幼年鼠。湖南衡山4个村的土壤中分离出肝毛细线虫卵。山东（1995年）全省鼠类肝毛细线虫感染率为27.31%～71.43%。河南省（2007年）按地理方位选择了7个县作为调查点，共捕获各种鼠类11种，1169只，平均感染率为 13.62%，其中褐家鼠为 25.83%，黄胸鼠为 12.90%，小家鼠为 10.00%。我国鼠类肝毛细线虫分布十分广泛，部分地区感染严重。

8.3 肝毛细线虫病的临床诊治

人体肝毛细线虫病病例报告罕见的主要原因是临床缺少特异性的诊断方法，容易漏检。人体感染肝毛细线虫后的临床主要表现是三联征（持续性发热、肝肿大、嗜酸性粒细胞显著增多），还有类似脓毒血症的表现。大多数患者起病急，出现嗜睡、发热、厌食、恶心、呕吐、腹泻、低血红蛋白性贫血等。虫卵沉积于肝实质内引起肉芽肿、肝硬化、肝功能急速衰竭，从而导致人或动物死亡。

由于诊断比较困难，报告病例多为尸检发现，临床确诊病例较少，因此，对于不明原因的持续高烧、肝脾肿大、嗜酸性粒细胞明显增多者，应首先考虑进行肝组织活检，以便做出正确的诊断；另外，血清学检测查抗体也可辅助诊断。肝毛细线虫虫卵与鞭虫卵相似，但较大，似橄榄状，两端各有一个透明栓，透明栓不突出卵壳而与鞭虫卵相区别。卵壳有双层膜，外层有明显的凹陷窝，两层膜之间有许多放射状纹（图 8.2）。

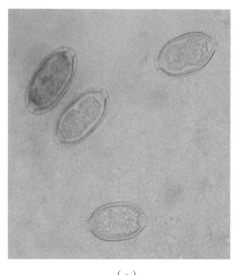 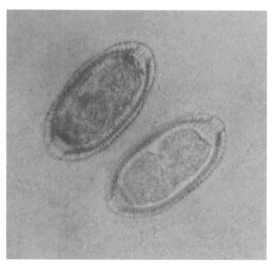

（a）　　　　　　　　　　　　（b）

图 8.2　鼠肝组织压片中的肝毛细线虫虫卵（蔺西萌提供）

假性感染：海南、广东、四川、福建、台湾等地出现过 15 例假性感染病例。患者有吃鼠肝的习惯，由于虫卵在鼠肝脏内不发育，仍为单细胞期，因此不具感染性。虫卵通过消化道被排出，粪便中排卵持续时间短暂，往往 1 ～ 2 天后即无法再查到虫卵。人粪检查到肝毛细线虫卵都属于假性感染。

治疗：阿苯达唑 400 mg/d，2 周后体温逐渐下降。

9

宝贝屁股痒吗
——认识一下蛲虫病

小宝宝天真活泼，人见人爱。可是，最近一段时间，宝宝从幼儿园回家后常常跟姥姥说身上痒，有时候还会自己用手往屁股上抓。小宝宝天天洗澡，天天换衣服，怎么还会痒呢，而且比较集中在屁股上？家长只好向小儿科的医生请教，医生说："会不会是蛲虫病呢？小孩子 5 ~ 8 岁时最容易感染这种寄生虫，需要通过检查肛门口有没有长约 1 cm、线头大的小虫来确定。"当天晚上，家长趁宝宝睡觉时掰开屁股检查，果然看到好多条白色的小虫子在肛门口爬动。那么，这是一种什么样的虫，又是怎样感染上的呢？

9.1 蛲虫简单的生活史

蛲虫是一种小型线虫，成虫细小，乳白色，虫体前端两侧的角皮膨大形成头翼，角皮上具横纹；口腔周围有 3 片唇瓣，食管末端呈球形，雌虫大小为（8 ~ 13）mm×（0.3 ~ 0.5）mm，线形，尾端长而尖细。雄虫只有雌虫一半大小，尾端向腹侧蜷曲，有一交合刺。蛲虫感染一般为轻度或中度。迄今为止，有报告的蛲虫感染最严重的一例为一万多条。蛲虫的寿命为 37 ~ 93 天，平均为 49 ~ 51 天。从感染到排卵约需一个月。一条雌虫每天约产 11000 个虫卵。蛲虫卵无色透明，大小为（50 ~ 60）μm×（20 ~ 30）μm，为一椭圆形的不等面三角体，因而卵壳两侧不对称，一侧稍扁平，一侧稍突，像一个馒头。卵壳由脂层及两层壳质组成，其外有一光滑的蛋白质膜。

自虫体排出时，卵内的幼虫已发育至蝌蚪期；当与空气接触后，在34～36℃、湿度为90%～100%时，几小时后卵内的幼虫便发育成熟，在卵内经过一次蜕皮，即成为感染期虫卵。有些蛲虫卵在室内可存活2周，成虫寄生于人体的阑尾、盲肠、结肠及回肠下端。雌雄交配后，雄虫多即刻死亡。妊娠雌虫体内充满虫卵。当人睡眠时，雌虫移行至肛门，在肛周皮肤的湿润区，受到温度变化及空气的刺激而排出带黏性的虫卵，或者雌虫在此处被压破而释放出大量虫卵。但是，也有的雌虫可返回肛门甚至进入阴道、膀胱等处。黏附在肛门周围的虫卵在温度（34～36℃）、湿度适宜，氧气充足的情况下，约需6小时就可发育成感染期虫卵。感染期虫卵可通过受污染的手指、食物或随空气吸入等方式进入人体消化道。虫卵在十二指肠孵化，幼虫沿小肠移行至大肠，经过两次蜕皮发育成熟。另外，肛门周围的虫卵也可直接孵化，幼虫经肛门逆行入肠内发育为成虫，这种感染方式称为逆行感染。

9.2 小朋友易被感染的原因

首先，蛲虫是一种全世界广泛分布的寄生虫，我国人群感染十分普遍。其次，由于蛲虫生活史简单，因此本病易于传播。幼儿园中的小朋友，特别是中班、大班的小朋友和学龄儿童，其卫生习惯尚未养成，更易造成传播和流行。传染的方式有以下四种：

（1）自身感染：雌虫一般在夜间移行至肛门产卵，患儿用手搔抓时虫卵即黏附于手指及指甲垢中，极易造成自身反复感染。

（2）接触感染：患者的手常被虫卵污染，由此再污染玩具或日常用品，从而易把虫卵传给其他人。虫卵可散落在内衣裤、被褥、席垫等上面或其上的尘土中，导致其他人接触虫卵而被感染，因此，接触传播是本病的主要传播方式。

（3）吸入感染：散布在外界的蛲虫卵可被动飞散到空气中，或附在飞扬的尘土上，随着人的呼吸进入体内。

（4）逆行感染：蛲虫卵可在肛门口孵化，逸出的幼虫可再钻入肛门内，引起自身逆行感染。

这几种感染方式交叉重复，不断加重，所以会有一个人感染成千上万条蛲虫的情况出现。

 9.3 除了瘙痒，还有哪些损害呢

雌虫在夜间爬出肛门产卵，其机械性刺激及毒性物质的作用可使肛门、会阴部或阴囊的皮肤发生湿疹性皮炎。因奇痒难忍，产卵处皮肤常被抓破而引起出血或继发性感染，常伴有噩梦、失眠、烦躁不安、食欲不振、夜间磨牙及夜惊等症状，甚至因蛲虫刺激而出现继发性遗尿症。成虫在回盲部及阑尾处寄生，以肠上皮细胞、肠内容物或血液为食，掠夺食物，尤其是儿童智力生长发育所需的微量元素。肠黏膜受损可引起慢性炎症或微小溃疡，可形成蛲虫性肉芽肿；有的患者可表现为肠炎、消化道功能紊乱，重度感染者可伴有腹泻，粪便中带较多黏液或少量血丝。寄生阑尾的蛲虫可引起急性或慢性阑尾炎。蛲虫有时可侵入肠壁及肠外组织，多见于女性，可引起所在组织或器官的炎症及形成以虫体或虫卵为中心的肉芽肿。蛲虫侵入阴道、子宫颈、子宫及输卵管，可出现阴道分泌物增多、阴道瘙痒、下腹疼痛或月经增多等症状；也有的蛲虫从尿道进入泌尿系统，从而引起尿频。

 9.4 诊断与治疗

常用的诊断方法有透明胶纸法等。由于雌虫会在夜间移行到肛门外排卵，因此检查的最佳时间是早晨便前。标本在显微镜下可查到虫卵，夜间在肛门周围或软便、稀便内常可检获成虫，根据成虫形态特点可以确诊。

治疗之后，重要的是经常性预防，那么，怎样防治蛲虫病呢？蛲虫病的防治方法主要包括注意个人卫生、注意环境卫生和群体化学治疗。集体环境中的托儿所和幼儿园应加强卫生教育，注意幼儿个人卫生和环境卫生；教育儿童饭前及便后要洗手；衣被应常洗晒，家具、玩具等要定期进行消毒处理。蛲虫卵的抵抗力较强,一般消毒液难以杀死,碘消毒液有很强的杀灭蛲虫卵作用,用0.5%的碘消毒液处理5 min或0.05%的碘消毒液处理1 h后,虫卵可被全部杀死。

治疗:阿苯达唑100 mg,一次服下可获得90%的驱虫效果;若加服一两次,可将蛲虫全部杀死。但是,由于极易被蛲虫再感染,因此一年中最好查治两三次。

9.5 集体查治蛲虫的注意事项

集体查治本病多在幼儿园和低年级小学生中进行,三年级以后的小学生大多可自理个人生活,比较注意个人卫生,感染率逐渐下降。那么,集体查治蛲虫病时要注意哪些方面呢?

(1)查治时间以秋季为佳。因为冬春季节天气较为寒冷,衣服穿得厚,不便脱裤子露屁股,小朋友也易着凉。春天是万物繁殖的季节,小孩子精神易波动,容易发生群发性癔病,即在驱虫时假如有一个人说肚子痛,则会有许多人也感到肚子不舒服,一哄而起。所以,查治时间最好是天高物燥的秋天。

(2)服药最好选择周五和周六的晚上,即使有一些反应也在沉沉的睡眠中度过,不至于影响上学。

(3)蛲虫很小,又混在大便中,有的患者没有每天排便,杀死的虫体易腐烂,这些原因使驱虫后不一定都能看到虫子。

(4)人类在与寄生虫作斗争的过程中不断摸索,总结经验教训,淘汰了山道年、左旋咪唑等不良反应大的药物。现有的驱线虫药以咪唑类、噻嘧啶类为主,这些药物对多种寄生虫有效,且不良反应轻,服用方便。但是,有极个别的患者会并发脑神经受损的不良反应,多出现在服药后第3~4天,症状包括头部或身体震颤、手足不自主地弹跳等。脑电图检查显示有不同程度的髓性损害。虽然只是偶然发生,且主要发生在过敏体质的个别患者身上,但也应引起重视。小孩子及其家属不要恐慌,予以维生素B1、激素和神经营养药物进行对症处理,注意休息,约35天后可痊愈。

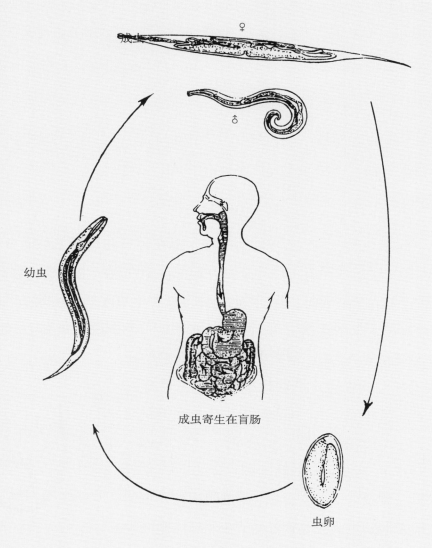

♀

成虫

♂

幼虫

成虫寄生在盲肠

虫卵

图 9.1 蛲虫生活史

（资料来源：中华人民共和国卫生部疾病控制司．肠道寄生虫病防治手册[M]．福州：福建教育出版社，1996.）

10

追求美味海鲜
得异尖线虫病

相比于淡水鱼类，海产品所传播的寄生虫在种类和数量上都要少得多，但是，这不等于说海产品就可以完全没有顾虑地生吃或半生吃了。除寄生虫外，海产品还可能感染细菌、病毒等病原体。就寄生虫来说，一些海产品，如香鱼（一种生长于太平洋西岸而产卵于淡水溪河口的洄游性鱼类）可感染阔节裂绦虫。除此之外，海产鱼类中感染比较普遍的还有异尖线虫和海蛎中寄生的徐氏拟裸吸虫。能感染人的主要是简单异尖线虫、抹香鲸异尖线虫和伪新地蛔线虫。成虫似人蛔虫，大小为（60 ～ 100）mm ×（0.5 ～ 4.5）mm，有唇嵴，但缺间唇（图 10.1）。食管末端为腺胃。雄虫末端具交合刺；雌虫阴门位于虫体前半部。第Ⅲ期幼虫为感染期幼虫，在磷虾体内刚蜕皮时，其体长仅为 4 ～ 6 mm。若磷虾未被终末宿主摄食，Ⅲ期幼虫可长至 35 mm。

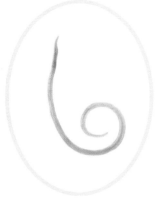

图 10.1　异尖线虫成虫

成虫寄生在海洋哺乳动物（图 10.2）的胃壁上，虫卵随宿主粪便排出，卵细胞很快发育成第Ⅰ期幼虫，蜕皮后进入第Ⅱ期幼虫并孵出，被中间宿主磷虾（图 10.3）等摄食，发育成第Ⅲ期幼虫。终末宿主吞食了这些磷虾，第Ⅲ期幼虫则在其胃内发育为成虫。磷虾的感染率一般不高，但它却是转续宿主——海洋鱼类和软体动物（图 10.4）的食物来源。第Ⅲ期幼虫在转续宿主体内不断累积（图 10.5），成为终末宿主的主要感染源。人不是该虫的适宜宿主，感染的幼虫不能发育到成虫，但可造成寄生部位的严重病变与危害（图10.6）。
主要临床表现：食入感染鱼数小时后，突然发生上腹部剧痛、恶心、呕吐、腹泻
等症状。纤维胃镜检查：黏膜充血、水肿、糜烂、溃疡，后期还可发现瘤状的肿
块，可用体外培养的第Ⅲ期幼虫分泌物作抗原来检测血清中的特异性抗体。

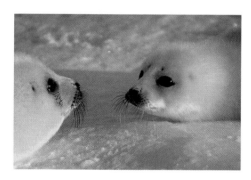

图10.2　异尖线虫的宿主海豹

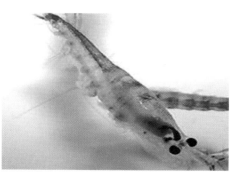

图10.3　第一中间宿主磷虾

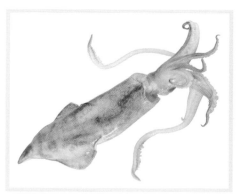

（a）乌贼

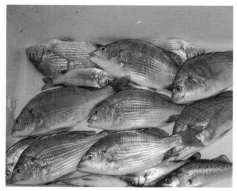

（b）鱼类

图10.4　第二中间宿主

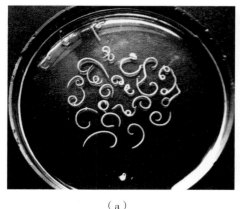

（a）　　　　　　　　　　　（b）

图10.5　从海鱼内脏表面分离出的异尖线虫Ⅲ期幼虫

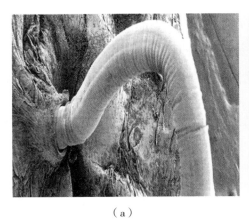
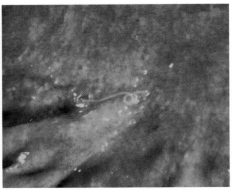

（a）　　　　　　　　　　（b）

图 10.6　幼虫（左图为放大）钻入人体胃壁

11

吃蔗莫用嘴皮啃，
蔗皮藏有蛔虫卵

蛔虫，是人肠道最常见的寄生虫之一。过去在农村，人群感染率高达70%以上，从一个人身上可驱出数百条之多。蛔虫的感染何以如此普遍呢？这得从它的生物学特性说起。首先，其产卵量高。蛔虫是人体肠道的最大型线虫，雌虫可长达49 cm，体内除简单的消化器官以外，大部分是庞大的生殖器官，每天产卵可达20万个（图11.1）。巨大数量的虫卵数为其广泛传播打下了基础。其次，卵的抵抗力强。蛔虫卵有3层壳，壳的表面有一层凹凸不平的蛋白膜，与外层壳相连，中层为壳质膜，厚而透明，内为蛔虫卵形成层。虫卵随粪便排至体外，在21～30 ℃、潮湿泥土中经两周发育即具有感染性。而在野外的不良环境中，虫卵仍可长期存活，在10～20 cm的土层中可存活一年，在更深的土层中可存活2～3年。所以，在使用人粪施肥的土壤中，经过天长日久地累积，土壤中的蛔虫卵会越聚越多。最后，蛔虫卵污染食物与感染人体的方式多。蛔虫卵可沾染多种蔬菜，如果蔬菜没洗干净就作为凉拌菜食用可造成感染，如就有葱花扮演携带与散布虫卵角色的报告。虫卵可跟随鞋缝中的泥土被远距离携带，甚至在道路上飞扬的尘土中也有虫卵；

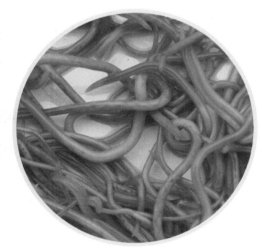

图 11.1　从人体内驱出成团的蛔虫

大人下地劳动的手脚以及衣物、用具都可接触到虫卵，儿童、青少年在地上爬滚则可沾染上，指甲缝中都能存匿虫卵，若在进食前没有洗手就很容易被感染。

甜甘蔗引发的蛔虫感染就是其中的一个例子。由于施用有机肥可使甘蔗脆甜，因此蔗农多施以人粪，为了出售或食用，砍蔗后往往将其成捆成捆地直立放在阴暗的房间里存放数个月，这样可减少水分蒸发并使糖分增加，但也使得粘在蔗头众多根部的蛔虫卵得以保存下来。有的人在吃蔗时不是洗净后用刀削皮，而是用嘴巴啃皮（图11.2），几天后即因幼虫通过肺脏而出现干咳、气急、哮喘等症状，严重的可引起全身超敏反应，体温升高，出现荨麻疹或血管神经性水肿。感染两个月后，幼虫定居于小肠并发育为成虫。除掠夺营养、致腹痛等胃肠道症状外，由于蛔虫有钻孔的习性，因此还可引起胆道蛔虫、肠穿孔、肠梗阻、阑尾炎等严重并发症。

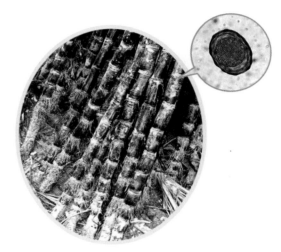

图 11.2　甘蔗近头部外皮可能存有蛔虫卵

由于蛔虫卵数量多、虫卵大，因此在粪便检查中易于识别发现。蛔虫病的驱虫治疗：苯达吡类药物，用量 400 mg，顿服，虫卵转阴率可达 75% ～ 100%；对于感染度重的病例，为防止虫窜动引起的腹痛、吐虫等反应，宜用麻痹虫体的杀虫剂噻嘧啶（成人量 500 mg，儿童可按 5 ～ 10 mg/kg 计算，临睡时顿服）。

预防的主要方法为加强宣传教育，促使个人养成良好的卫生习惯：进食前一定要洗手，勤剪指甲；不随地大便；尽量不生吃萝卜、甘蔗等块茎食品，吃前要洗净和削皮；避免将蔬菜连根拔回家整理；建造卫生厕所或沼气池，不用鲜粪施肥。

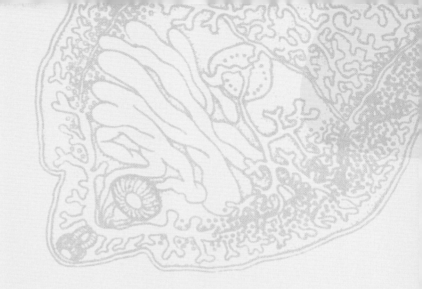

▶ 第三篇 | 吸虫篇

12

蟹醉人醉虫未醉
——吃生蟹得肺吸虫病

12.1 婚庆宴席上的一盘醉蟹引发群体性肺吸虫病感染

1978 年 11 月，武夷山深处的岚谷乡岭阳村发生了一起群体性急性肺吸虫病感染事件。经过调查，发现当地是一个重度肺吸虫病流行区，该地的群体性肺吸虫病感染事件具有典型性，先后有 14 个人在短时间内发病。感染和发病经过：当地村民从村边溪里捕捉螃蟹，用自家酿的米酒加以佐料，再用醋、酱油、蒜头等腌浸六七天后，给操办婚庆酒席的 14 个亲友分食，最少的吃了一条蟹腿，最多的吃了三四只蟹。吃后短者数小时，最长者 28 天，患者即出现腹痛、腹泻、肝肿大并压痛等症状；接着是发热，体温 38 ～ 41 ℃，之后是胸闷、胸痛、咳嗽、畏寒、乏力，在腹部、胸部、四肢等处出现手指头大小的皮下结节。血常规检查：白细胞均超过 10000/mm³，有 4 个人超过 25000/mm³，最高的是 27300/mm³；嗜酸性粒细胞偏高，全部超标，超过 20% 者占了 89%。肺吸虫成虫抗原皮内试验和血清后尾蚴膜试验均阳性。皮内试验的丘疹大小超过 15 mm，其中有 5 例超过 30 mm，且兼有腋窝淋巴结肿大。有 3 例痰检查到虫卵。再次在患者食用蟹生活的溪流处捕捉了 102 只溪蟹，检查结果显示肺吸虫全部阳性，检出囊蚴 73445 个，平均每只蟹带囊蚴 723.9 个，最多在一只蟹上检出 4482 个囊蚴。第一中间宿主为放逸短沟蜷，尾蚴的检出率为 0.18%（2/1133）。由于当地群众吃溪蟹、饮生水是家常便饭，因此对全村 5 岁以上的人群做抗原皮试，阳性率达 25.75%（69/268）。另外，在主人的协助下套住猫（狗），将接在 100 mL 注射器上的导尿管轻轻地插入肛门注水并反复推吸多次,吸出粪渣并涂片镜检虫卵。在 15 只猫中,除一只新购买的小猫为阴性外,其余 14 只均为阳性。该村民还反映,其家猫极容易死亡。解剖死了 2 天的吊树猫,检见几十条仍存活的肺吸虫。另外,观察到当地的家猫有在夜间捕食溪蟹的情况,其在品尝美味的同时也自动感染了肺吸虫。一次次捕食,也是一次次的重复感染。长此以往,当地猫、狗的寿命都不长。当地肺吸虫的严重流行与其地理环境条件密切相关。这里地处偏远山区,山村周边林木茂盛、溪坑纵横交错,动植物丰富,形成了肺吸虫的自然疫源地。所以,在这样的地方出现暴发性群体性病例不足为奇,更说明了食用腌蟹并不安全,应煮熟、煮透再食用。此病案震惊全县,有关部门以之为鉴,广为宣传,让群众自觉地不再吃生蟹,新病例也就不再增加。

12.2 吃醉蟹得病误诊为肺部肿瘤,白做开胸手术

日本富士山下林木繁盛,雨量充沛,气候温和,溪沟纵横,由于强调环境保护,因此野生动植物资源十分丰富。每到溪河捕鱼捉蟹,往往不会空手而归。而且,日本人的饮食推崇清淡、新鲜,所以吃生菜、生鱼片是很普通的,而且对食品的来源、质量要求严格。但是,百密难免有一疏,2003 年,福建省莆田籍的留学生小庄与往常一样,在假日约几位老乡到富士山下的山涧捕鱼抓溪蟹(日本绒螯蟹),并将蟹按照老家的习惯用盐、酱油等佐料腌上几天后再吃。从那开始,小庄经常觉得周身乏力,出现发热、咳嗽、咳痰、胸闷、痰中带血(有鲜红的,更多的是暗红色的,且带有脓臭味)等症状。血常规检查示白细胞和嗜酸性粒细胞都有显著增多。经辗转诊治无效回国,几经检查,几家医院首先考虑为肺结核病,以常规抗结核药物治疗半年,不见好转,病情反而加剧;后做胸部 CT 检查,发现右肺上部有一个 3 cm×4 cm 的病变结节阴影,疑为肿瘤,遂切断 3 根肋骨做开胸手术切除。肺部病理切片检见肺吸虫卵,在咳出的铁锈色痰中也查到大量的肺吸虫卵,虫卵大小平均为 85 μm×52 μm,金黄色,具卵盖。追问病史,得知小庄与他的同事经常吃用酱油、酒等佐料腌制的溪蟹,因此可得出结论:蟹体中有肺吸虫的幼虫,食入而染病。

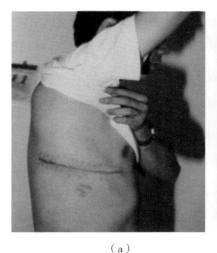
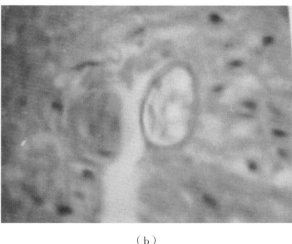

（a）　　　　　　　　　　　　　　　　（b）

图 12.1　患者做开胸手术，肺脏病理切片检见肺吸虫虫卵

12.3　听难以忘怀的一节课，看令人震撼的标本

　　1964 年 9 月—1965 年 3 月，林金祥医师在上海第一医学院进修，学习的主要内容是防治以血吸虫病为主的寄生虫病，包括上海铁道医学院病理学雷学熹教授关于肺吸虫感染人体的授课。该课主要内容为肺吸虫幼虫移行到肺部发育至成虫所引起的一系列病理变化机制和中国人民志愿军在朝期间大批志愿军指战员感染肺吸虫而发病的详细介绍。虽然过去了半个多世纪，但雷老师授课时对战士感染肺吸虫后患重病而无比悲痛的神情，至今仍牢牢地留在他的脑海中。1950 年，抗美援朝战争爆发，中国人民志愿军携带简陋的武器跨过鸭绿江，与朝鲜人民军一起对抗以美国为首的"联合国军"，进行了一场第二次世界大战后最残酷的战争。当时，以美国为首的"联合国军"在朝鲜仁川港登陆后，把战火燃烧到我国鸭绿江边，不断派飞机入侵我国领空并进行侦探和扫射。为反抗侵略，党中央组建了中国人民志愿军赴朝作战，志愿军在战场上与顽敌交锋，激烈恶战，英勇拼杀，打得不可一世的美军和南朝鲜伪军丢盔弃甲、狼狈逃窜，将其赶回了"三八线"以南。但是，长时间的艰难行军、残酷的作战，加上后勤补给运输线越来越长，我军的粮、弹皆短缺，而美军在强大空军的掩护下，将我军困在深山沟里。大部队饥寒交迫，为了保

持战斗力，便听从当地朝鲜民众的意见，捕捉水中的蝲蛄充饥。蝲蛄是肺吸虫的中间宿主，每个蝲蛄体内都寄生了大量的肺吸虫囊蚴，导致很多吃了蝲蛄的指战员感染了肺吸虫。部分患病回国的战士先后发病，出现咳嗽、发热、咯血、头痛、昏迷等症状，多被误诊为肺结核病，后来在血痰中查到虫卵才确诊为急性肺吸虫病，并立即将其成批地转移到医疗条件较好的上海、浙江、重庆，分散到各大医院抢救治疗。可是，由于那时经济和科学技术水平还比较落后，国内没有专门治疗肺吸虫病的药物，因此，很多感染了肺吸虫的战士，没有死于美帝国主义的枪炮之下，却因不为人知的小小肺吸虫病而失去了生命。这批牺牲于肺吸虫病的志愿军战士的尸体因各种原因留在了上海各医学院校，供学生解剖学习。那时，在雷教授的带领下，全体学员怀着无比崇敬的心情注视着浸泡在福尔马林中的躯体，哀痛不已，不停地流泪。他们生时在异国他乡反抗顽敌，死后还继续为培养人才做出贡献，真是"生的伟大，死的光荣"，是最可爱的人！想到往事，看看志愿军那令人敬仰的遗体，再看看充满虫囊的肺脏病变标本（图12.2），让人为之震撼。

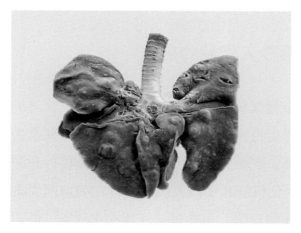

图 12.2 肺吸虫寄生肺脏引起病变囊包标本

12.4 类似新型冠状病毒感染肺部呈磨玻璃样影的病例

患者，男，51 岁，建瓯市小桥乡百丈崖村人，2009 年 7 月 15 日在清理公路沟淤泥时捕捉到一只蟹，扭下了 3 个蟹脚生吃，以治流鼻血症；9 月 11 日，患者出现低热、咳嗽并夜间盗汗；9 月 24 日，出现胸闷，于当地卫生所治疗；10 月 13 日，到市某医院行胸片检查，提示为慢性支气管炎，给予药物治疗；10 月 28 日，又在该院进行了 CT 胸片检查，提示"1. 右侧气胸；2. 双侧胸腔积液"，转至另一医院住院治疗；10 月 29 日，行胸腔闭式引流，引出少许积液;11月2日,再次进行双肺CT检查,提示"1.双肺多发炎性病变伴胸腔积液,不排除结核可能";11月17日,行双肺CT检查提示"双肺继发性肺结核可能,伴双侧胸腔积液"。血常规:白细胞14.00×10⁹/L,淋巴细胞42.30%,中性粒细胞38.20%。痰检:结核杆菌未检出。痰培养:结核菌素试验阴性。诊断为3型肺结核,给予抗结核药物治疗,但仍有发热,且血白细胞持续升高,考虑合并细菌感染,加用抗感染治疗,但仍未见好转。请呼吸内科会诊,仍考虑为肺结核并建议再次进行痰检结核杆菌;虽未查出结核杆菌,还是给予抗结核治疗一个疗程;患者仍低热,且血白细胞持续升高,遂考虑类赫氏反应,于16日加用强的松治疗,体温有所下降,但血白细胞仍上升。12月1日,患者前往省某医院再次进行多层螺旋CT检查,提示"双肺可见散在的斑片、结节状影及磨玻璃样影,密度不均,边缘模糊;左肺上叶舌段可见两透亮影;双侧胸腔内可见液性密度影"(图12.3)。血常规:白细胞17.89×10⁹/L,嗜酸性粒细胞56.54%。鉴于患者嗜酸性粒细胞升高,特送血清到省疾病预防控制中心寄生虫病所进行检查,结果发现肺吸虫抗体强阳性。根据患者有生吃溪蟹史及其血清学检查,诊断为肺吸虫病;使用大剂量吡喹酮治疗(3天总量210 mg/kg,每天三次)。一次偶然的饮食不当给患者带来了巨大的痛苦,也给贫困的家庭带来了莫大的经济负担。另外,多家医院均忽视了白细胞和嗜酸性粒细胞增高这一寄生虫感染特征,应当引以为戒。

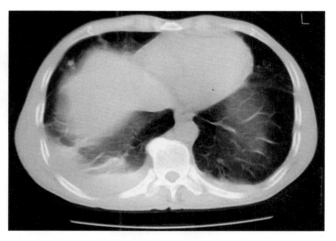

图12.3 患者肺部示呈磨玻璃样影

12.5 肺吸虫是怎样的一种寄生虫

肺吸虫的基本形态如半个黄豆，粉红色，一面扁平，一面隆起，有口、腹2个吸盘，起附着与爬行运动作用。其体内只有发达的生殖与消化两个器官——这是寄生虫为适应寄生生活与繁衍后代而发展出来的器官。成虫寄生在人、猫科、犬科等哺乳动物的肺脏中，在肺脏的每个囊包中，通常有两只虫体寄生。虫体在肺脏中穿行，形成囊包，引起白细胞，特别是嗜酸性粒细胞的包围与浸润，造成组织的溃烂、增生，从而引起咳嗽，并咳出含有虫卵的铁锈色痰。虫卵随痰（痰吞咽入肠道）或粪便排入水中，孵出周身披毛小虫（称为毛蚴）侵入螺蛳，发育成微尾型尾蚴后侵入蟹体，然后发育成能够感染人、猫或犬科动物的感染性幼虫——囊蚴（图12.4）。囊蚴呈圆形或椭圆形，有坚韧的壁使其能够长期在蟹体或蝲蛄（产自东北、朝鲜半岛）中存活；被终末宿主吞食后，囊壁被胃酸等消化后，幼虫脱囊进入腹腔，经肝脏后入肺脏定居并引起发病；也有一些虫体侵入脑等组织器官，从而引起种种症状。

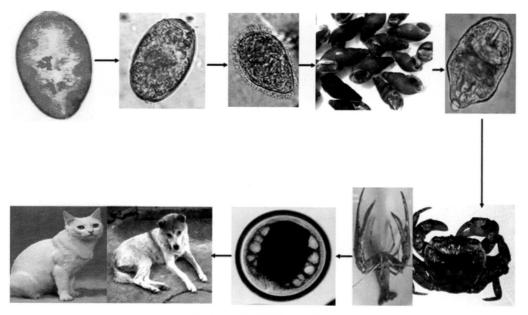

图 12.4　卫氏肺吸虫生活史

迄今为止，世界上已发现的肺吸虫虫种达 50 多种，已明确能对人体致病的约有 10 种。中国是世界上虫种最多的国家，有 20 多种。日本也有多种，如卫氏并殖吸虫（学名为并殖吸虫，为纪念世界上首次发现该虫的荷兰首都阿姆斯特丹市动物园园长卫斯特曼而称之为卫氏肺吸虫）。斯氏并殖吸虫（图 12.5），虫体比卫氏并殖吸虫瘦长，主要分布于高山、小溪坑的疫源地。由于人体不是本虫的适宜宿主，因此其感染人体后很少在肺脏寄生并产卵，而主要以游走性皮下结节或包块出现，其发生率可达 50% ～ 80%，以腹部、胸部、腰背部、大腿多见；大小一般为指头大，最大的可达鸡蛋大小；圆形或椭圆形，边界不清，皮肤表面正常，能移动，存在时间一般为 1 ～ 2 个月。

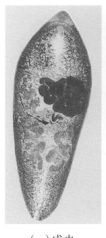 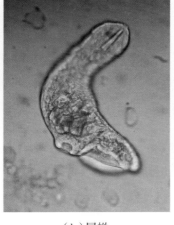 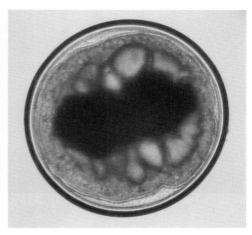

（a）成虫　　　　　　（b）尾蚴　　　　　　　　　　（c）囊蚴

图 12.5　斯氏并殖吸虫

可作为肺吸虫第二中间宿主的淡水溪蟹多达数十种，我国主要有中华绒螯蟹（即大肢上长有绒毛，即通常所说的"大闸蟹"）。成蟹于秋季顺流而下到河海交界处产卵，孵出的幼蟹又溯水而上在淡水中长大成蟹。其味道鲜美，是餐桌上的佳肴。烹调方法也多种多样，醉蟹是其中之一：取农家米酒加佐料，将活蟹投放在酒中饲养，蟹慢慢饱食酒和佐料而醉，保持新鲜醇香，别有风味。殊不知，这样处理蟹，其体内的寄生虫无法被杀死。

蟹体内的寄生虫已发现的有十多种，那么，有哪些寄生虫可感染人体并引起发病呢？主要有两类，其中一类是蛭类，即蚂蟥，软体环节动物，蟹蛙蛭即常见的一种。其虽是小型蛭类，长约 1 cm，但抵抗力和适应性很强，可在人的鼻腔、咽喉等处寄生，引起异物阻塞、出血等症状。有哪些蟹可传播肺吸虫呢？最常见的是生长在山坑溪流中的溪蟹，这是因为山区和林区是肺吸虫病的自然疫源地，病原体可在"猫科、犬科动物—螺—蟹—猫科、犬科动物"中循环。所以，溪蟹虽个体不大，但体内普遍含虫，一只蟹中甚至可有数千个囊蚴。另外，目前一些人工饲养蟹场因使用引自山坑的水而造成感染。在朝鲜半岛和我国的东北，有一种状如龙虾但只有手指头大小的淡水虾——蝲蛄（学名为克氏原蝲蛄），也可作为并殖吸虫的中间宿主。

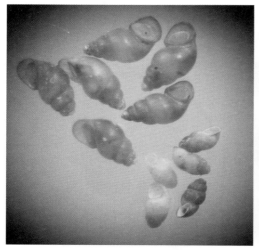 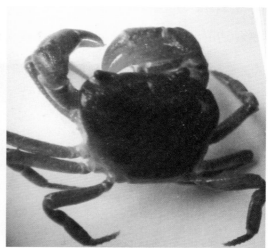

（a）第一中间宿主拟钉螺和拟小豆螺　　　　　　（b）第二中间宿主溪蟹

图 12.6　斯氏并殖吸虫的宿主

有许多抗美援朝的中国人民志愿军被看不见的寄生虫病夺去了宝贵的生命，且因非疫区进入的人群特别易感，感染后的症状也比较严重，脑型患者的比例较高。因此，党和国家开始重视肺吸虫病，组织专家加强对肺吸虫病的诊断和治疗的研究。迄今未在海蟹中发现能够感染人体的肺吸虫，但不可一概而论。如果吃了生蟹、醉蟹或腌蟹后出现游走性皮下结节，可综合饮食史、临床表现、血常规（白细胞和嗜酸性粒细胞增多）、肺吸虫抗原皮试、痰或粪便检查来诊断。使用吡喹酮治疗该病具有高效、短程、方便、不良反应轻等优点，只是该病在临床上症状多变，常造成误诊错治，许多患者花了大把的冤枉钱也没有把病治好。肺吸虫病的感染多源于生食或半生食（烤、炒、蒸等）溪蟹、饮生水（蟹死后囊蚴散落在水中，依靠坚厚的囊壁保护而长久存活，另外，螺体内不断逸出的尾蚴也可通过饮水感染人体）等，因此吃蟹史是明确诊断的重要依据。

12.6 临床特征与诊治

12.6.1 临床表现

（1）全身表现：发热、乏力、头晕、头痛、皮下结节，以皮下结节最为多见，其大小、形态多样；个别患者有积液。结节发生比较多的部位为腹部、胸部、四肢（多内侧）、头面部等；有的隐蔽，有的凸显，边缘多模糊不清，多有压痛，也有无痛感者；个别结节甚至出现破溃，虫体移行处的皮肤多红肿。

（2）呼吸系统：咳嗽、咳痰、咳血痰、胸痛、呼吸困难，尽管几乎有一半的病例来自斯氏并殖吸虫疫区，但呼吸系统的症状发生率依然比较高，应引起注意。

（3）消化系统：食欲不振、食量下降、肝肿大、腹痛、腹泻。消化系统症状往往与全身症状一样，是最早出现的。肝脏病变的病例数也不少，但肝功能检查变化不大，这是因为并殖吸虫自腹腔向肺部移行的途径须经肝和横膈膜，甚至有的虫就在肝脏中寄生，这些都会引起肝的病变和肝功能的轻微损害。

（4）中枢神经系统：脑膜脑炎症状，如头痛、头晕、呕吐、偏瘫或精神异常。

12.6.2 实验室检查

（1）痰检或粪检：查见虫卵，以病原学确诊。

（2）血常规检查：白细胞直接计数多数超正常值。

（3）肝功能检查：有不同程度的变化。

（4）肝超声波检查：是否肿大或有无腹水。

（5）脑脊液检查：压力增大，蛋白质、白细胞与嗜酸性粒细胞值升高。

（6）免疫学检查：ELISA 的敏感性高，以血清学辅助诊断取代肺吸虫成虫抗原皮试。

（7）X 线或 CT 检查：脑部病变（图 12.7）、肺部浸润阴影（单侧或双侧点状或片状纹理增粗，图 12.8）、胸腔积液、心包积液等。

（8）病理检查：嗜酸性粒细胞性肉芽肿病变，有无嗜酸性粒细胞和夏科-莱登结晶，可检出虫穴、虫道、虫卵、结节、童虫等。

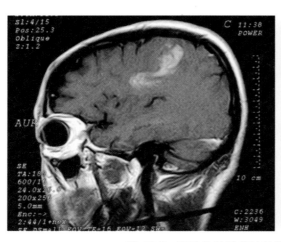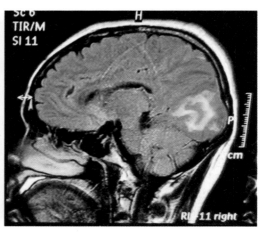

图 12.7　误诊为脑肿瘤的脑型肺吸虫病患者的脑部影像

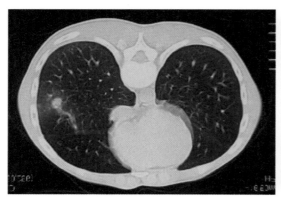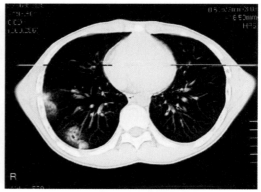

图 12.8　误诊为肺结核的肺型肺吸虫病患者的肺部影像

12.6.3　诊断

福建省肺吸虫病诊断标准：

（1）疫区居民或进入疫区的人群。

（2）在痰或粪中检出肺吸虫虫卵，或在结节中检及肺吸虫童虫。

（3）肺吸虫成虫抗原皮内试验或后尾蚴膜试验阳性。

（4）血常规检查：白细胞和嗜酸性粒细胞增高。

（5）症状：胃肠道、肺脏以及皮下结节等。

（6）X线心肺检查。

有（1）（2）者可确诊；凡（3）阳性加上（4）（5）（6）其中一项阳性者，可考虑感染。

因有的人做免疫检查会发生过敏反应，故应综合相关因素判断结果。人体白细胞正常值为（4.0～10.0）×10^9/L，嗜酸性粒细胞占0.5%～5%，直接计数为（0.05～0.5）×10^9/L，在感染肺吸虫后会发生相应的改变。因为在人类漫长的进化过程中，白细胞负责抵抗病原体，而且不同的白细胞种类对不同的病原体又有所侧重和分工，如中性粒细胞以抵抗细菌性感染为主，嗜酸性粒细胞则以抗寄生虫感染为主，周围组织中的病原越多，释出的白细胞也越多、越快。这种信号为医生的诊断提供了有效的提示。在汇总病例中，白细胞以及嗜酸性粒细胞普遍增高，如闽清县统计的10例患者中，白细胞数为（15.5～34.0）×10^9/L，嗜酸性粒细胞占51%～96%，平均为67.67%；这在急性感染病例中更为明显。所以，对于白细胞和嗜酸性粒细胞增高的患者，应考虑寄生虫（包括肺吸虫）感染的可能，询问饮食史（有无生吃溪蟹等）和涉疫区史，并进行必要的检查，可以收到事半功倍的效果，避免误诊、漏诊。

12.6.4 治疗

20世纪70年代后期开始应用硫双二氯酚（别丁）临床治疗肺吸虫病。剂量：儿童每天50 mg/kg，成人3 g/d，分服，10～20天为一个疗程；脑型或重症者间隔1～2周可再服一个疗程。硫双二氯酚的疗效尚可，但是剂量大，气味重，难吞服，腹痛、腹泻等胃肠道不良反应大，使治疗成为另一个痛苦的过程，常导致患者难以全程服药。所幸，其很快被疗效更好、作用范围更广、药量更小、吞服更方便且价格低廉的吡喹酮（praziquatel）所取代，其推荐剂量为250 mg/kg，一天两次，连服两天；可重复两三个疗程。

13 高热、肝肿大及嗜酸性粒细胞增多的片形吸虫病

13.1 虫卵、虫体最大的片形吸虫

何谓片形吸虫？即肝片吸虫和大片吸虫，是片形属的两种寄生虫，它们可寄生于反刍动物或人体的肝胆管内。人因食入（或饮入）含有片形吸虫囊蚴的植物（或水）而感染。主要症状为腹痛、发热、黄疸、嗜酸性粒细胞增多等。片形吸虫的虫卵和虫体是已知蠕虫中最大的。

13.1.1 国内首例人体病例

中国首例人体肝片吸虫感染病例，是由 Waxwell 于 1921 年在福建南部一例粪检中发现的。他在患者的粪便中发现了肝片吸虫的虫卵，但患者年龄、性别、症状、治疗等并没有描述记载。1984 年，安徽省旌德县血防站王宗植在一例 12 岁男童的粪便中查出疑似姜片吸虫卵，用小剂量吡喹酮 200 mg 一次顿服驱虫，收集服药 48 小时的大便进行水淘观察，发现了一条未曾见过的寄生虫。将标本送往中国预防医科院寄生虫病研究所，经病原学鉴定为大片吸虫，为国内首例人体大片吸虫感染病例。2018 年，云南玉溪市人民医院张勇等从玉溪地区一女性患者体内手术取出 2 条片形吸虫成虫并进行虫种分子鉴定。经基因扩增和分析，结果显示分为大片吸虫和肝片吸虫两个类群，其中有一条虫为中间型。该病例为国内发现的首例混合感染大片吸虫和大片吸虫与肝片吸虫中间型的病例。

13.1.2 病原生物学

肝片吸虫与大片吸虫是牛、羊和其他哺乳类动物肝胆管内的常见寄生虫。人类偶可感染，导致片形吸虫病。形态描述以肝片吸虫为例，成虫个体大（图 13.1），背腹扁平，呈叶片形，肉红色，大小为（2～5）cm×（0.8～1.3）cm。虫体前端有明显突起，称为头锥。肠支呈树枝状，睾丸高度分支，在虫体中部前后排列。虫卵大（图 13.2），长椭圆形，大小为（130～150）μm×（63～90）μm，黄褐色，有小盖，卵内充满卵黄细胞，卵细胞不甚清晰。成虫寄生在终末宿主的肝胆管内，虫卵随胆汁入肠道后随粪便排至体外。虫卵入水后，在适宜温度下孵出毛蚴，钻入中间宿主椎实螺体内，在椎实螺体内经过一代胞蚴及两代雷蚴的发育繁殖后，逸出的尾蚴附着在水生植物上形成囊蚴，成为感染性病原体（图 13.3）。肝片吸虫与大片吸虫的比较见表 13.1。

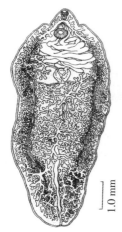
图 13.1　肝片吸虫

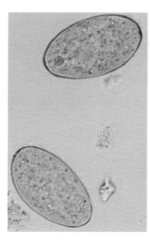
图 13.2　肝片吸虫虫卵

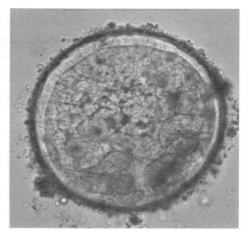
图 13.3　肝片吸虫囊蚴

表 13.1　肝片吸虫与大片吸虫的比较

类别	肝片吸虫	大片吸虫
发现年代	1758 年	1855 年
地理分布	世界性（除南北极外），我国各地	热带和亚热带地区，华东、华南、华中及西南地区
成虫体态	叶片状，头锥及肩明显，后部 V 形	长叶片形状，头锥短，肩不明显，后部 U 形

续表

类别	肝片吸虫	大片吸虫
成虫	（20～45）mm×（7～14）mm，长宽比约为2：1	（33～76）mm×（5～12）mm，长宽比为3：1～5：1
口吸盘	近圆形	椭圆形，长宽比约为1：1.5
食管与咽	食管与咽等长，肠内侧分支少	食管比咽短，肠内侧分支复杂
卵巢与睾丸	卵巢与睾丸分支较少	卵巢分支复杂，睾丸分支多
虫卵	（130～150）μm×（63～90）μm	（114～208）μm×（70～100）μm
尾蚴体与尾部长之比	1：4	1：2.5
从宿主感染至产卵	67～82天	94～107天

13.1.3 致病与临床

肝片吸虫的后尾蚴、童虫和成虫均可致病。后尾蚴和童虫在小肠、腹腔和肝内移行均可造成机械性损害和化学性刺激，肠壁可见出血灶，肝组织可表现为广泛性炎症（损伤性肝炎），童虫损伤血管可致肝实质梗死。随着童虫成长，损害更加明显而广泛，可引起纤维蛋白性腹膜炎。成虫寄生期的主要病变是胆管上皮增生。虫体的吸盘、皮棘等引起的机械性刺激可致胆管壁炎性改变，且易并发细菌感染，表现为胆管炎。肝片吸虫产生的大量脯氨酸在胆汁中积聚，也是胆管上皮增生的重要原因。肝片吸虫感染较轻时胆管呈局限性增大，而重度感染者的胆管各分支均有管壁增厚。虫体阻塞胆管则胆汁淤积，造成管控扩张。临床表现可分为急性期、潜隐期和慢性期3个病期；也有少数为无症状带虫者。

（1）急性期：发生在感染后2～12周，突发高热、腹痛，并常伴有胀气、呕吐、腹泻或便秘、肝肿大、贫血、血中嗜酸性粒细胞明显增多等表现；有些患者还可出现肺部和皮肤超敏反应症状。此期表现持续2～4周。

（2）潜隐期：患者的急性症状减退或消失，在数月或数年内无明显不适，或稍有胃肠道不适症状，但病变在发展之中。

（3）慢性期：主要有乏力、右上腹疼痛或胆绞痛、恶心、厌食脂肪食物、贫血、黄疸、肝肿大等表现；此外，成虫所致胆管损伤可引起胆管广泛出血，这也是贫血的主要原因。

（4）异位损害（又称肝外肝片吸虫病）：童虫在腹腔中移行时，可穿入或随血流到达肺、胃、脑、眼眶、皮下等处，常在术后才能确诊。在有生食牛、羊肝习惯的地方，虫体可寄生在咽部，引起咽部肝片吸虫病。

 13.2 云南宾川县暴发大片吸虫病事件

2011 年 12 月，云南省大理白族自治州宾川县人民医院收治了 18 例以不明原因持续高热、肝区疼痛、肝脏肿大、嗜酸性粒细胞增多等为主要表现的患者。其中 15 例患者曾在多家医院治疗，诊断为"肝占位性病变性质待查（怀疑肝癌），肝囊肿"，使用多种抗菌药物治疗无效。这种群发性不明原因病症引起了各级卫生主管部门的高度重视，并成立国家、省、州、县应急处置小组。临床印象：食源性寄生虫感染可能（蠕虫移行症、肝片虫感染？）。临床治疗：甲苯咪唑、左旋咪唑、阿苯达唑、吡喹酮。现场调查未明确病因，病原未查到，治疗无效。进一步调查，病例增至 28 例，时间范围从 2011 年 3 月至 2012 年 3 月。28 例中有 4 例粪检查见虫卵而确诊，另外 24 例诊断主要依据临床特征、实验室检查及流行病学回顾性调查综合判定，用虫卵 DNA 序列的基本局部对比搜索工具分析，结果显示与大片吸虫的相似性为 99% ～ 100%。比对结果提示均为大片吸虫，PCR 扩增也进一步证实虫卵为大片吸虫。最终，这种群发性不明原因病症被确诊为大片吸虫病。治疗：三氯苯达唑 10 mg/kg，1 次/天，2 天。三氯苯达唑是目前国内外治疗片形吸虫病的首选药物，其对幼虫、童虫及成虫均有高效的驱杀作用。

13.2.1 临床资料

28 例患者，年龄 9 ～ 63 岁，其中男性 10 例，女性 18 例；发病至入院前病程最短 40 天，最长 11 个月，职业以农民（20 例，71.43%）居多；5 个家庭有各 2 例患者，2 个家庭各有 4 例患者，具家庭聚集性特点。所有患者均有不规则发热，发热时间最短 9 天，最长达 8 个月，其中：38.0 ～ 38.9 ℃者 3 例（10.71%），39.0 ～ 39.9 ℃者 11 例（39.28%），40 ℃以上者 14 例（50.00%）；

肝区疼痛 28 例（100.00%），肝肿大 23 例（82.14%），食欲不振 25 例（64.29%），贫血 25 例（89.28%），腹胀 18 例（64.29%），乏力 17 例（60.71%）。血常规检查示白细胞升高 26 例（92.85%）。28 例患者的嗜酸性粒细胞计数绝对值均升高，嗜酸性粒细胞百分比均升高（16% ~ 64%），血红蛋白下降 26 例（92.86%）。ELISA 检测示 26 例患者大片形吸虫成虫可溶性抗原的血清学测定阳性。患者腹部 CT（25 例）和 MRI（3 例）均显示肝脏体积肿大，肝实质内散在多发结节样、小片状和囊状低密度影，部分患者肝内胆管轻度扩张；腹部彩超显示 28 例患者均有肝肿大，肝实质内多发弥漫不均质结节；7 例（25.00%）患者出现腹水。3 例患者行肝组织活检，提示肝组织充血、水肿、坏死，出现多数散在的大小不等、形状不规则的坏死腔隙，囊腔内有夏科 – 莱登结晶，可见隧道样改变，汇管区及肝窦内有嗜酸性粒细胞浸润。

13.2.2　流行病学调查

28 例患者均来自云南省大理白族自治州宾川县以城镇为中心的方圆 5 千米的 4 个乡镇的 11 个自然村，此地广泛分布中间宿主椎实螺（尖膀胱螺、椭圆萝卜螺和小土蜗），螺体内有大片吸虫幼虫。在一例患者家养牛的肝胆管中查见片形吸虫成虫。居民区周边可见大量水生植物——水草、鱼腥草及水塘中浸泡的小葱，可能是传播大片吸虫的媒介。28 例病例均有食用"凉拌蔬菜"（含鱼腥草、水芹菜、芫荽、生小葱）的饮食习惯，且大多生、熟食共享砧板，形成感染大片吸虫的风险。

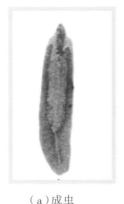 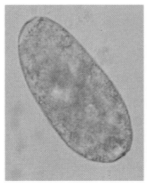 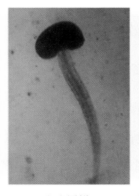 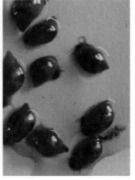

（a）成虫　　　　（b）虫卵　　　　（c）尾蚴　　　　（d）中间宿主——椎实螺

图 13.4　片形吸虫

13.3　小伙爱吃田螺皮肤变绿

　　2013 年 8 月 30 日，新华网刊登了一则报道——"小伙爱吃田螺皮肤变绿，体内取出 4 条寄生虫"：遵义市桐梓县一名青年因长期食用炒田螺而让一种名为肝片吸虫的寄生虫在他体内安了家。受此影响，他相继出现乏力、食欲不振、腹痛、腹胀、肝脏肿大、胆汁淤积、肤色变绿等症状。经手术，医生从他的胆总管内取出 4 条虫。这名小伙子时年 24 岁，桐梓县人，平时喜欢吃炒田螺，特别是最近几个月，天天晚上都要吃一盘。两个月前，他在浙江打工，突感腹痛、腹胀，但没有太在意，直到有一天工友吃惊地指出他的眼虹膜深度黄染，皮肤呈现淡淡的绿色。他这才仔细地照了照镜子，这一照不要紧，自己把自己吓着了，就像电影里的"绿巨人"。那时还在浙江的他曾前往当地多家医院就诊，均被诊断为胆结石来治疗，但症状未见好转。当年 7 月，他回到贵州治疗，最终，从他的胆总管下段取出了 4 条肝片吸虫。贵州航天医院肝胆外科主任说，这 4 条活体寄生虫长约 10 mm，宽约 8 mm，虫体厚约 2 mm，头部可伸缩，呈棕红色、扁平小树叶状（图 13.5）。经疾控部门确认，患者得的是肝片吸虫病，可能的原因为其常吃的炒田螺或水生香菜被肝片吸虫污染了。

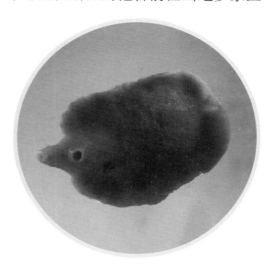

图 13.5　从小伙子体内手术取出的活肝片吸虫

13.4　食用凉拌水芹菜导致家族聚集性肝片吸虫病

　　2016 年 5 月的一天，南京军区福州总院李主任接诊了一位表情痛苦的女患者，主诉：间断发热，咳嗽 2 月余，加重伴腹泻 10 余天。患者于 2016 年 4 月下旬无明确诱因出现畏寒、发热伴轻度咳嗽，病初发热呈间断低热，体温波动在 38 ～ 38.5 ℃，在当地诊断为呼吸道感染，给予抗感染治疗，效果不佳，发热不退；近 10 天病情加重，持续高热，体温最高达 40 ℃，伴寒战和腹泻，大便为稀水样便，无明显腹痛，遂来福州总院进一步查治。患者，37 岁，云南临沧人，有食用生鱼片史，近两年一直与丈夫和孩子生活在福建长乐，未回云南及其他地区。入院查体：体温 37.8 ℃，精神欠佳，重病面容，无皮疹，肺部无阳性体征，腹部平软，肝脾无肿大，肠鸣音活跃；既往无结核病等传染病史及其他疾病史。血常规（图 13.6）：白细胞计数明显升高（8.71×10^9/L），嗜酸性粒细胞明显升高（33.5%）。影像学检查（图 13.6）：肝内多发斑片状阴影，增强扫描呈花瓣状强化，考虑炎性病变；肺部陈旧性炎症。由于患者以长期发热为主要表现，白细胞计数升高，尤其是嗜酸性粒细胞增多更为突出，因此考虑患者有寄生虫感染的可能。在省疾病预防控制中心做华支睾吸虫、广州管圆线虫、血吸虫等抗体检测，但上述寄生虫抗体检测均为阴性；行肝脏病变组织穿刺活检，结果提示"嗜酸性肉芽肿"改变，符合寄生虫感染的肝脏病理改变。为了进一步明确诊断，又为患者做了粪便寄生虫虫卵检测，在其粪便中检出了寄生虫虫卵，虫卵符合片形吸虫卵特征。为了确定寄生虫的性质，中国疾病预防控制中心寄生虫病控制所为患者做了更加全面的寄生虫抗体检测，结果发现患者的肝片吸虫抗体阳性，最后确诊为"肝片吸虫感染"。口服三氯苯达唑进行抗寄生虫治疗后，患者发热、腹泻等临床症状消失，肝脏炎症病灶逐渐吸收好转，最后痊愈出院。另外，对密切接触者进行流行病学调查，结果显示其丈夫、女儿、妹妹、妹夫均有嗜酸性粒细胞升高，粪便检查虫卵阳性，血液肝片吸虫抗体阳性。进一步追问病史，发现患者一家三口与其在长乐打工的妹妹及妹夫在 3 个月前共同聚餐了一次，食用了从小溪边采割的一种野菜——水芹菜，按云南老家的做法做了一大碗家乡风味的凉拌水芹菜，一家 5 人共享，结果都染上了"肝病"（图 13.7）。

家族性片形吸虫感染

血液检查结果

检测项目	结果
血红蛋白	115 g/L
红细胞计数	3.84×10^{12}/L
白细胞计数	8.71×10^9/L
嗜酸性粒细胞	33.5%
血小板计数	424×10^9/L
ALP	135 U/L
ALT	32.7 U/L
AST	25.7 U/L
α淀粉酶	185 U/L
Fe	7.1 µmol/L

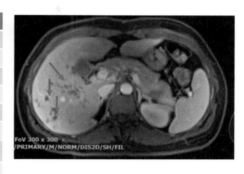

MRI显示肝脏部位有多个低密度病灶

图 13.6　片形吸虫感染的检验与检查结果（艾琳供）

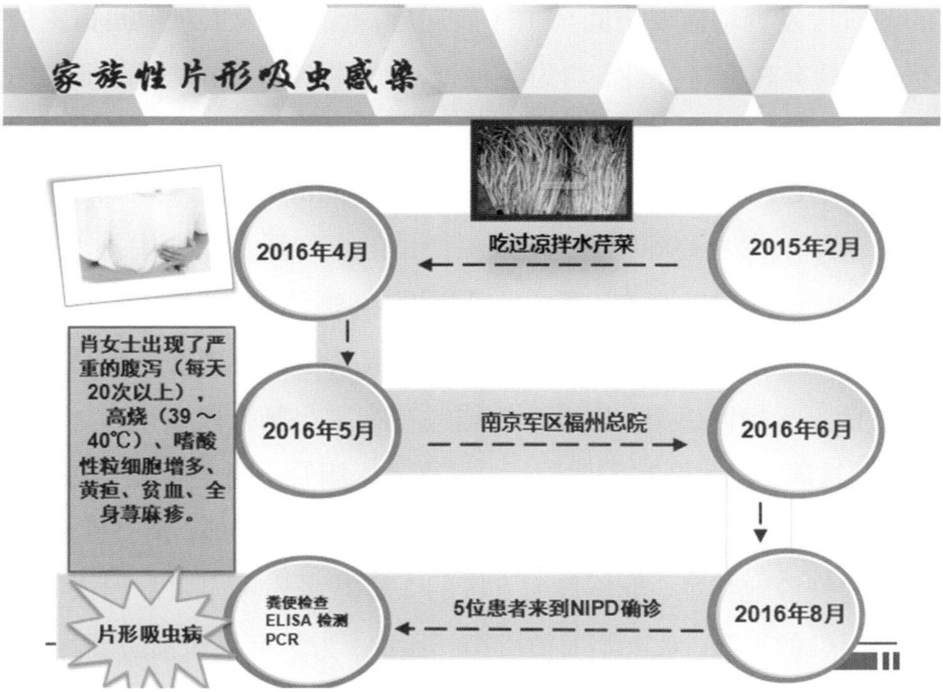

家族性片形吸虫感染

2016年4月 ← 吃过凉拌水芹菜 ← 2015年2月

肖女士出现了严重的腹泻（每天20次以上），高烧（39～40℃）、嗜酸性粒细胞增多、黄疸、贫血、全身荨麻疹。

2016年5月 → 南京军区福州总院 → 2016年6月

片形吸虫病 ← 粪便检查 ELISA 检测 PCR ← 5位患者来到NIPD确诊 ← 2016年8月

图 13.7　片形吸虫病患者病史（艾琳供）

13.5 片形吸虫病分布及自然疫源地特征与防治

片形吸虫病是一种世界范围流行的人兽共患寄生虫病。世界大部分地区的片形吸虫种类为肝片形吸虫，主要侵袭牛（包括黄牛、水牛、奶牛、牦牛）和羊（包括绵羊、山羊），在某些地区的马、骡、驴、骆驼、猪、犬、猫、鹿和兔以及其他野生动物中亦有发现。牛、羊的肝片吸虫感染率在 20% ~ 60%。肝片形吸虫寄生于人体的病例在世界各地陆续有报道，近几十年来，人体感染此虫的报告不断增加，且有局部暴发流行的情况，因而愈来愈受到人们的重视。法国、葡萄牙和西班牙是肝片吸虫感染人体的主要流行区。在我国，1921—2018 年文献报告的病例共 306 例，分布范围广，北至内蒙古、新疆，南至海南，涉及 19 个省（区、市）。其中，第一次全国人体寄生虫分布调查（1988—1992 年）显示片形吸虫的人群感染率为 0.002% ~ 0.171%，以甘肃省人群感染率最高，其次为云南、湖北，推测全国有 12 万人感染片形吸虫病。片形吸虫生活史的各阶段发育均需要中间宿主才能完成，但片形吸虫对中间宿主的选择较为严格，具有高度特异性，均为各种椎实螺科种类。在我国已证实的有截口土蜗、小土蜗、耳萝卜螺、斯氏萝卜螺等，凡是湿地、草滩环境均适宜椎实螺孳生，尤其是水草丰茂、饵料丰富的水域，分布相当广泛，几乎累及全世界。成虫寄生于终末宿主的肝胆管内，成虫产出的虫卵混在粪便中排出；虫卵污染草地，经 9 ~ 14 天发育为毛蚴；侵染螺蛳，在螺体内经胞蚴、雷蚴发育为尾蚴；成熟的尾蚴逸出螺体，附着在水生植物或其他物体表面上形成囊蚴；终末宿主因食入囊蚴而感染；囊蚴内的尾蚴在宿主小肠上段破出，主动穿入腹腔，钻破肝被膜，深入肝实质数周后，最终进入胆管中寄生，约经 4 周发育为成虫。由此，形成"牛、羊（成虫）—螺（幼虫）—水草地（感染性囊蚴）"的片形吸虫病疫源地特征，也是兽主人次的人畜共患病。人通常因饮用被片形吸虫囊蚴污染的水源、水生菜而被感染。因此，为了有效地预防肝片吸虫病，必须根据其流行病学及生物学特点，采取综合预防措施：及时治疗患者、带虫者及病畜，加强粪便管理，加强卫生管理和个人防护。

14 生鱼片好吃，当防感染肝吸虫

14.1 烧烤小鱼，吃出肝病

患者，男，14岁，湖北阳新县人，因上腹部不适、纳差、倦怠无力月余入院。当地盛产鱼虾，有吃烧烤小鱼史。查体：心肺正常，巩膜轻度黄染，肝大，肋下2.5 cm，质软，有轻度触痛，脾未触及。血常规：白细胞计数1.01×10^9/L，中性粒细胞48%，淋巴细胞15%，嗜酸性粒细胞27%，乙型肝炎表面抗原阴性，肝功能正常。粪便直接涂片发现蛔虫卵和华支睾吸虫卵，确诊为华支睾吸虫病和蛔虫感染。患者有吃烧烤小鱼史，巩膜轻度黄染，肝大，嗜酸性粒细胞升高，应考虑感染华支睾吸虫的可能；粪检发现华支睾吸虫卵，故本病可以确诊。由于华支睾吸虫卵较小，在轻度感染时行粪便直接涂片检查容易发生漏诊，因此在粪便直接涂片检查阴性时可用集卵法，必要时可考虑做十二指肠胆汁引流检查虫卵。

患者，郑州市金水区马林村，养鱼专业户，平时爱吃烤小杂鱼。2000年，因患急性阻塞性黄疸而入住省医院，行剖腹探查手术，胆管引流发现108条活体虫样（图14.1和图14.2），经疾病预防控制中心鉴定，均为肝吸虫成虫；检测血清抗体呈强阳性。该村鱼养殖户的血清学检测阳性率为10.64%（5/47）。发现此病例一周后，又有一名急性黄疸患者也被确诊为肝吸虫病。

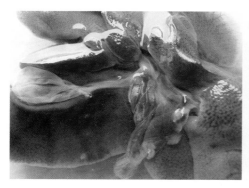

图 14.1　寄生在肝胆管内的成虫

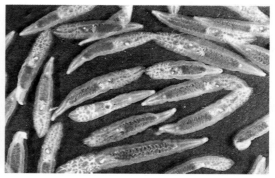

图 14.2　从肝胆管内取出的活体华支睾吸虫

14.2　肝吸虫病的分布与流行

　　华支睾吸虫，又称肝吸虫（liver fluke），寄生于人或终末宿主的肝胆管内，可引起肝脏和胆管的慢性病变，人主要因生食或半生食淡水鱼而被感染。该虫于 1874 年首次在印度加尔各答市一华侨的肝胆管内检获，由于其睾丸呈分支状而得名。1908 年，国内首次在广东发现华支睾吸虫病患者。1975 年湖北省江陵县西汉古尸及战国楚墓古尸发掘的研究结果表明，华支睾吸虫病在我国已有 2300 年以上的流行史，是我国目前重点防治的食源性寄生虫病之一。华支睾吸虫病主要分布于中国、日本、朝鲜、韩国、越南北部和俄罗斯的少部分地区。我国的广东、广西、吉林、黑龙江、辽宁、湖南、江西、四川、山东、江苏、河南、安徽、湖北、福建、陕西、山西、河北、贵州、重庆、天津、北京、上海、台湾和香港均有华支睾吸虫病的流行或病例报道。华支睾吸虫病在我国呈现随水系流域分布的特征。该病的疫区分布在县市级水平上，广东省有 62 个县市，黑龙江省有 39 个县市，广西壮族自治区有 29 个县市，吉林省有 26 个县市，辽宁省有 21 个县市，江西省有 19 个县市，四川省有 9 个县市。根据第二次全国寄生虫分布调查（2001—2004），31 个省（区、市）中华支睾吸虫病的总感染率比第一次全国调查的结果（1988—1891 年）上升了 75%，其中，广东、广西、吉林 3 省（区）分别上升了 182%、164% 和 630%。根据 2010 年的报告，广东江门有 280 多万人患肝吸虫病。我国流行较严重的省有广东、广西、黑龙江、吉林，其次为台湾、湖南、江西、四川、海南、辽宁等，流行区平均感染率为 16.2%。山东、江苏、河南、安徽和湖北的人群感染率一般在 10% 以下。华支睾吸虫病的流行程度可分为四级：轻度流行区，人群平均感染率 < 1.0%；中度流行区，人群平均感染率 1.0% ~ 10%；重度流行区，平均感染率在 11% ~ 20%；超重度流行区，人群感染率 > 20%。

表 14.1　广西横县的门诊住院华支睾吸虫患者年龄与性别分布情况（2011 年）

年龄组/岁	男性			女性			合计		
	检查人数/人	阳性人数/人	阳性率/%	检查人数/人	阳性人数/人	阳性率/%	检查人数/人	阳性人数/人	阳性率/%
1—10	1249	2	0.15	1036	1	0.10	2285	3	0.13
11—20	406	18	4.43	355	2	0.56	761	20	2.63
21—30	632	72	11.39	475	5	1.05	1107	77	6.96
31—40	906	397	43.82	658	9	1.37	1564	405	25.89
41—50	1306	718	54.98	730	18	2.47	2036	736	36.15
51—60	1801	846	46.97	1140	26	2.28	2941	872	29.65
≥ 61	2513	1025	40.78	1156	33	2.85	3669	1056	28.78
合计	8813	3078	34.93	5550	94	1.69	14363	3172	22.08

表 14.2　广东省江门市吃生鱼片的年龄组不同性别华支睾吸虫抗体阳性人群分布情况（2012 年）

人数单位：人

年龄组/岁	男		女		合计	
	检查人数	阳性人数（%）	检查人数	阳性人数（%）	检查人数	阳性人数（%）
1—10	743	26（3.50）	620	20（3.23）	1363	46（3.37）
11—20	1116	108（9.30）	1064	85（7.99）	2180	193（8.85）
21—30	1121	176（15.70）	892	133（13.12）	2013	309（15.35）
31—40	1101	247（22.43）	1014	194（19.13）	2115	441（20.85）
41—50	1412	332（23.51）	1168	211（18.07）	2580	543（21.05）
51—60	1137	190（16.71）	1099	70（6.37）	2236	260（11.63）
≥ 61	701	90（12.84）	557	31（5.57）	1258	121（9.62）
合计	7331	1169（15.95）	6414	744（11.60）	13745	1913（13.92）

表 14.3　黑龙江肇源县人群肝吸虫感染率、感染度年龄组分布（2008 年）

年龄/岁	检查数/人	感染人数/人	感染率/%	不同感染度构成比/%		
				轻度	中度	重度
< 10	157	85	54.14	85.88	11.76	2.35
10—19	273	165	60.44	80.61	16.97	2.42
20—29	410	299	72.93	82.27	65.72	2.01
30—39	624	425	68.11	81.65	16.70	1.65
40—49	584	374	64.04	80.48	16.84	2.67

续表

年龄/岁	检查数	感染人数	感染率/%	不同感染度构成比/%		
				轻度	中度	重度
50—59	408	295	72.30	79.66	18.31	2.03
60—69	221	163	73.76	79.75	18.40	1.84
合计	2677	1806	67.46	81.12	16.78	2.10

14.3 肝吸虫病流行相关因素

华支睾吸虫病的流行环节包括传染源、中间宿主、传播途径及易感人群，以及影响其流行的自然因素和社会因素。

（1）传染源：华支睾吸虫病的传染源包括带虫者和保虫宿主。保虫宿主种类很多，国内报道的自然感染动物有猫、犬、猪、鼠、狐狸、獾、野猫、水獭等33种动物。

（2）中间宿主：华支睾吸虫的第一中间宿主淡水螺可归为4科6属8个种，最常见的有纹沼螺、赤豆螺、长角涵螺等。这些螺蛳均为坑塘、沟渠中的小型螺蛳，适应性强。各种螺蛳感染华支睾吸虫的程度各地的报道并不相同，而且尾蚴感染率随季节不同而变化。例如，四川安岳县现场调查的结果显示，赤豆螺的华支睾吸虫感染率以5—10月为最高。华支睾吸虫对第二中间宿主的选择性不强，第二中间宿主为淡水鱼类，有12科39属139个种，我国有102个种，主要为鲤科鱼类，如草鱼（白鲩）、青鱼（黑鲩）、鲢鱼、鳙鱼（大头鱼）、鲮鱼、鲤鱼、鳊鱼、鲫鱼。野生小型鱼类，如麦穗鱼、克氏鲦鱼的感染率很高。在我国台湾省日月潭地区，上述两种小鱼的华支睾吸虫囊蚴感染率甚至高达100%。1988年的调查资料表明，黑龙江佳木斯地区的麦穗鱼感染率为100%。囊蚴可分布在鱼体的各个部位，如肌肉、头、皮、鳍、鳞等，一般以鱼肉为最多。鱼的种属不同，囊蚴的分布亦有所不同。囊蚴在鱼体内可存活3个月至1年。

（3）感染途径与方式：感染途径为经口感染，人与动物因生食或半生食淡水鱼、淡水虾而被感染。人体感染华支睾吸虫的方式多种多样，如：广东、香港、台湾等地居民喜食"鱼生""鱼生粥""烫鱼片"；东北地区的朝鲜族居民嗜以生鱼佐酒；江西、北京、山东等地居民将鱼烧食，用口叼鱼，砧板生熟不分等。这些方式均可导致华支睾吸虫的感染。此外，人们还喜食活醉虾，在鲜活虾肉中的华支睾吸虫囊蚴是无法被酒、醋、盐等佐料杀死的，因此，食用活醉虾是相当危险的。

（4）易感人群：人对华支睾吸虫均无天然抵抗力，普遍易感，而华支睾吸虫病的轻重与临床表现则因人体感染华支睾吸虫的数量、有无重复感染及个体免疫力的不同而异。

（5）流行因素：影响华支睾吸虫病流行的因素包括社会因素和自然因素两个方面。

①社会因素：主要是人们的生活习惯和生活方式，以及人们对华支睾吸虫病的传播与危害性了解不够，认识不足。我国华支睾吸虫病的流行呈现"两极分化"格局，形成南北两端感染率高、点片状分布、家庭聚集性等特点。粪便管理不当、猪圈或厕所建在池塘上，或将新鲜粪便直接投入鱼塘内作为鱼饲料，或在河水中洗马桶等，都是引起华支睾吸虫病传播的重要因素。

②自然因素：自然因素对华支睾吸虫病的流行与分布具有重要影响，包括地理、气候、水源、第一和第二中间宿主及保虫宿主等。地理因素对华支睾吸虫病的分布有着显著的影响，如黑龙江省，北纬 44° 54′—48° 29′，东经 123° 10′—131° 52′，海拔 145.1 ~ 311.5 m 的平原江河流域都有华支睾吸虫的分布，而在北纬 48° 18′ 以北或海拔 312 m 以上的江河区域内则未发现华支睾吸虫病患者。也就是说，在我国北纬 48° 29′ 以南、海拔 312 m 以下地区都有华支睾吸虫的分布。气象因素主要反映在降雨量与华支睾吸虫病流行的相关性，每年第二和第三季度雨量增多，鱼类华支睾吸虫的感染率、感染度也相应增高。华支睾吸虫病的流行也与地势水系有关，在仅有池塘、小沟渠的地区，流行以点状分布为主，在有河流的地区，则沿河流呈线状分布。

 14.4 病原形态与生活史

成虫背腹扁平，半透明，前端稍窄，后端钝圆，形似葵花籽，雌雄同体

（图 14.3）。虫体大小为（10 ～ 25）mm ×（3 ～ 5）mm，腹面有口、腹吸盘，口吸盘位于虫体的前端，腹吸盘位于虫体前 1/5 处，口吸盘大于腹吸盘。雄性的生殖器官为一对睾丸，前后排列于虫体后端 1/3，呈分支状。卵模之前为子宫，盘绕向前开口于生殖腔。虫卵呈芝麻粒状，大小为（27 ～ 35）μm ×（12 ～ 20）μm，黄褐色，一端较窄且有盖，卵壳较厚，卵盖周围的卵壳增厚突起成肩峰，另一端有小瘤（图 14.4）。卵甚小，卵内含一成熟的毛蚴。囊蚴呈椭圆形，大小为（92 ～ 110）μm ×（100 ～ 140）μm，囊壁分两层，外壁较厚，内壁较薄。囊内有一幼虫，幼虫具口吸盘、腹吸盘、肠管和含黑色钙质颗粒的排泄囊。华支睾吸虫的生活史复杂，需要两个中间宿主和终末宿主才能完成整个生活史，且对第二中间宿主及终末宿主的选择性不强，有为数众多的鱼类宿主和终末宿主。华支睾吸虫的成虫主要寄生在人、犬、猫、猪等哺乳动物的肝胆管内，虫体发育成熟后产卵，虫卵随胆汁经十二指肠随粪便排至体外。虫卵落入水中被第一中间宿主淡水螺吞食，虫卵在螺蛳消化道内孵出毛蚴；毛蚴穿过肠壁进入淋巴组织或其他器官发育为胞蚴、雷蚴、尾蚴；成熟尾蚴在适宜的温度下逸出螺体。尾蚴在水中遇到适宜的第二中间宿主淡水鱼，则侵入鱼体肌肉组织内发育为囊蚴。囊蚴是华支睾吸虫的感染阶段。囊蚴被终末宿主（人、猫、狗等）吞食后，在消化液的作用下，囊内幼虫活动加剧，在十二指肠内破囊而出；幼虫循胆汁逆流而上，到达肝内胆管，并在肝胆管内发育为成虫（图 14.5）。这一过程在犬、猫体内一般需要 20 ～ 30 天；在鼠体内平均需要 21 天；而在人体内则需要一个月左右的时间才能发育为成虫。

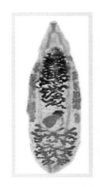
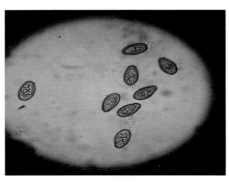
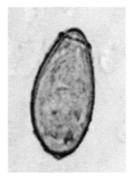

图 14.3　华支睾吸虫成虫和虫卵　　　　图 14.4　肝吸虫虫卵

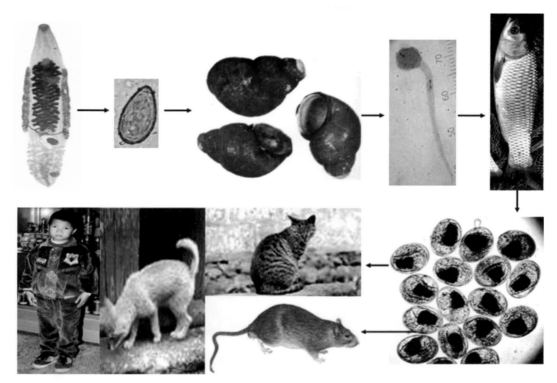

图 14.5　华支睾吸虫生活史

14.5　鱼体囊蚴的检测与鉴定

　　检测当地鱼类肝吸虫囊蚴感染情况是流调中不可或缺的工作。囊蚴可分布在鱼体的各个部分,如肌肉、皮、头、鳃、鳍、鳞等,但以鱼肉中最多,其中又以背部肌肉中最多,尾部肌肉次之,再就是腹部和胸部肌肉,因此一般取背部两侧肌肉进行检测。鱼的种属不同,囊蚴的分布亦有不同。

　　(1)压片法:取淡水鱼刮去鳞片,剪取背部 3 块半粒豌豆大小肌肉,置于两张载玻片间,将其用力挤压成薄片,然后放于低倍显微镜下进行检查。取淡水虾检查时,应去除头及壳,取软体部分压片,置于显微镜下进行检查。

　　(2)消化法:一般取鱼肉 300 g 或使用较小的整条鱼,将鱼剖杀后,去其头、尾、骨、内脏和鱼皮,将肌肉剪碎后,按 1 : 10 的比例加入新配制的人工消化液(由胃蛋白酶 7 g、盐酸 10 mL、生理盐水 1000 mL 配制),充分搅匀后置于 37 ℃温箱中消化 12 小时或过夜,其间多次搅拌使其充分消化。将消化物用 120 目筛过滤，去除粗渣，将滤液冲洗到 500 mL 容积的量杯内，补充自来水至 500 mL，静置 12 ～ 20 分钟后，倒去上层液体，再加水冲洗沉淀 3 次，取沉淀置于玻璃平皿上在解剖镜下镜检，将检获的疑似囊蚴用细吸管吸出，于高倍镜下进一步鉴别虫种。

囊蚴虫种鉴别：华支睾吸虫囊蚴呈圆形或椭圆形，大小（85 ～ 140）μm×（121 ～ 150）μm，无色透明，囊壁分两层，外壁较厚，有 3 ～ 4 μm，内壁较薄（图 14.6）。囊内幼虫运动活跃，可见口、腹吸盘，排泄囊大而明显，内含黑色颗粒。在华支睾吸虫寄生的鱼体内，同时还可有异形吸虫囊蚴和东方次睾吸虫寄生，因此，必须与之相鉴别。

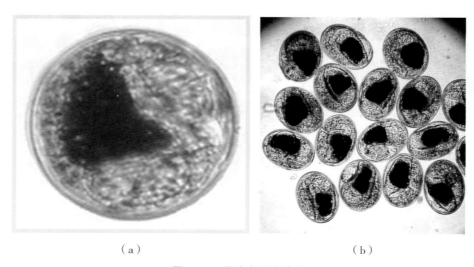

（a）　　　　　　　　　　　　（b）

图 14.6　华支睾吸虫囊蚴

14.6 病理与临床表现

人体感染华支睾吸虫后：轻者可无明显症状、体征，或仅有胃部不适、上腹部饱胀，易疲倦，精神不振；重者可有上腹部持续疼痛、贫血、营养不良、水肿，晚期可发生肝硬化、门脉高压、腹水、腹壁静脉曲张；儿童可伴有明显的生长发育障碍，引起侏儒症；慢性感染者可并发胆囊炎、胆石症，甚至并发原发性细胞性肝癌。因此，华支睾吸虫病可严重影响人类的身体健康，甚至使患者丧失生命。成虫主要寄生于终末宿主的次级肝胆管内，虫体的机械性刺激及其分泌物、代谢产物的毒性或化学性刺激作用是主要的致病因素。成虫的机械性刺激可导致胆管上皮损伤、脱落、增生，胆管壁周围炎性细胞浸润、纤维增生，导致管壁增厚、管腔狭窄；大量虫体寄生可致胆管机械性梗阻，从而影响胆汁的正常流动，引起胆汁淤积；随虫体带入的致病菌大量繁殖，可引起化脓性胆管炎、胆囊炎，甚至继发肝脓肿等。轻者无明显症状，一般可有轻度食欲减退、上腹部饱胀、轻度腹泻、消化不良、肝区不适或隐痛、肝肿大等消化道症状，并有头晕、失眠、疲乏、精神不振、心悸、记忆力减退等神经衰弱症状。部分患者有肝功能损害表现，血清转氨酶升高。慢性重复重度感染者，大量华支睾吸虫虫卵、虫体及其新陈代谢产物堵塞肝内胆管，可出现慢性胆管炎、胆囊炎，甚至肝硬化。该病的临床表现因寄生虫数的多少、病程长短、机体抵抗力或免疫状态的不同而异。华支睾吸虫病的临床表现可分为急性期和慢性期。

14.6.1 急性肝吸虫病

人体一次大量食入华支睾吸虫囊蚴可致急性华支睾吸虫病，其潜伏期一般在 30 天左右，感染愈重，潜伏期愈短。急性华支睾吸虫病起病急，患者有上腹部疼痛和腹泻，疼痛为持续性刺痛，进食后尤甚，厌油腻食物，似急性胆囊炎，可有黄疸等胆道阻塞症状；3 ～ 4 天后出现发热，常伴有明显的畏寒症状，体温可高达 39 ℃以上，持续时间长短不一；继而出现肝肿大，可出现荨麻疹和外周血嗜酸性粒细胞增多等症状。

14.6.2 慢性华支睾吸虫病

反复多次少量感染或急性华支睾吸虫病未获及时治疗，均可发展为慢性华支睾吸虫病。慢性华支睾吸虫病一般起病隐匿，症状表现不一，可分为以下几类。

（1）轻度感染：无自觉症状或临床症状不明显，或仅有胃部不适，进食后出现上腹胀、食欲不振、轻度腹痛等上消化道症状，也可有肝肿大等表现。

（2）中度感染：患者可出现程度不同的倦怠、乏力、食欲减退、消化不良、经常性的腹痛、慢性腹泻等,肝肿大,肋下可触及,肝表面不光滑,有压痛和叩击痛,部分患者伴有贫血、营养不良、水肿等症状。

（3）重度感染：患者症状加重,晚期可发展成肝硬化和门脉高压,出现腹水、腹壁静脉曲张；肝肿大,质地变硬；脾肿大,可触及。少数患者可因反复感染而出现发热、黄疸等症状。部分患者可并发胆石症、胆绞痛。儿童罹患可伴有明显的营养不良和生长发育障碍。肝功能失代偿是重症华支睾吸虫病死亡的主要原因。慢性华支睾吸虫病在临床上可分为无症状型、肝炎型、消化不良型、胆囊胆管炎型、类神经衰弱型、肝硬化型、类侏儒型等,以无症状型、肝炎型、消化不良型居多,分别占 34.65%、40.22% 与 6.10%。

14.7 肝吸虫病的诊断与鉴别诊断

肝吸虫病的临床表现无特异性,极易同其他肝胆疾病及内科疾病相混淆。临床上在接诊肝胆疾病及胃肠道等内科性疾病患者时,在无其他内科疾病特征或迹象时,要考虑到华支睾吸虫病的可能性；要详细询问病史,关注流行病学相关资料的询问,有目的地进行相关体检、化验及辅助诊断,尤其是病原学检查。

14.7.1 临床诊断

患者出现腹胀、腹泻等消化不良症状,以及头昏、失眠等神经衰弱症状,伴有肝、脾肿大或其他肝胆系统表现,且患者居住或到过流行区,有生食或半生食鱼虾史,应考虑本病的可能。确诊有赖于粪便或十二指肠引流中找到华支睾吸虫的虫卵或成虫。间接血凝试验（indirect hemagglutination test,IHA）、ELISA 等免疫学诊断方法可作为华支睾吸虫病的辅助诊断方法。

流行病学资料：注意询问患者是否来自流行区或到过流行区、有无生食或半生食淡水鱼虾史以及职业等情况；特别是儿童,应询问其有无捉小鱼、虾并烤食等经历,结合实验室检查有利于本病的诊断。相应的辅助检查对本病的诊断起到至关重要的作用。急性患者一般起病急骤，畏寒、发热、右上腹痛、腹泻、肝肿大伴有触痛，外周血嗜酸性粒细胞增多。患者可有黄疸、血清转氨酶升高等。慢性病患者则以食欲不振、腹胀、腹泻等消化道症状为主。肝脏肿大，以左叶多见；常伴乏力、神经衰弱表现。晚期患者及有并发症的患者临床表现复杂，应注意鉴别。儿童在感染重时可有发育障碍。因此，诊断华支睾吸虫病时一定要将临床表现、流行病学资料和辅助检查，尤其是病原学检查相结合，做到正确诊断，以给予正确、合理的治疗。

14.7.2 实验室病原检查

14.7.2.1 粪便检查

粪检法有直接涂片法和集卵法。直接涂片法操作简便，但由于所取粪便量少，容易漏检，因此多采用盐酸乙醚离心沉淀法、Kato-Katz 法、小杯稀释计数法等。

（1）盐酸乙醚离心沉淀法（酸醚法）：取 1 g 粪便放入 10 mL 试管内，加 50% 盐酸 4 mL，用竹签将粪样捣碎匀浆，去除大块粪渣；用橡皮塞塞紧管口摇匀后，静置 3 ～ 5 分钟，再加乙醚 2 mL，盖上管口摇匀；1000 ～ 1500 r/min 离心 3 ～ 5 分钟；可见管内容物分为 4 层，自上而下为乙醚、粪便、盐酸液和虫卵层；弃去上面 3 层，留底层沉淀物，涂片镜检。

（2）Kato-Katz 法：目前最常用的人体蠕虫卵定量检查技术；方法简便，可检测人体内蠕虫的感染度，即虫荷，也可用于判断药物驱虫效果。步骤：用塑料括片透过 100 目 / 吋的尼龙筛刮取粪便样本，将其填充于载玻片之上的定量板孔内，粪样量约 41.7 mg；轻轻取下定量板，以浸透甘油 - 孔雀绿溶液的玻璃纸覆盖于粪样上，用橡胶塞将粪样压制成一张椭圆形粪膜；室温静置 30 ～ 60 分钟后，镜检，计数全部虫卵数并乘以 24，再乘以粪便性状系数，即可得出每克粪便虫卵数。根据排便量及华支睾吸虫雌虫每天排卵量，可计算出患者虫荷。

14.7.2.2 十二指肠引流液检查

十二指肠液引流法查找华支睾吸虫卵是较敏感的方法，优于粪检法，尤其是在轻度感染的情况下。但是，引流操作较烦琐，还会对患者造成一定的痛苦，故仅适用于部分住院患者。其检出率接近100%，临床上对患者进行胆汁引流治疗时，还可见活成虫，虫体表面光滑，卷缩，蠕动，其形态特征可作为诊断的依据。

14.7.2.3　免疫学检查

随着免疫学技术的迅速发展，酶、同位素、生物素及胶体金标记技术被广泛应用，大大提高了免疫学检测技术的敏感性和特异性，使华支睾吸虫病的诊断率大大提高。目前，在华支睾吸虫病的临床辅助诊断和流行病学调查中，免疫学方法已被广泛应用。常用的方法有以下几种。

（1）间接血凝试验（IHA）：较常用的诊断方法，用成虫可溶性抗原致敏红细胞与受检者血清进行反应。华支睾吸虫感染者的IHA阳性率可达95%以上，与粪便检查的总符合率约为80%，血清滴度随感染度的加重而增高。该法与血吸虫患者有10%的交叉反应率。IHA操作简便、快速，可用肉眼判断结果，适用于现场普查。

（2）酶联免疫吸附试验（ELISA）：该法是现场应用较普遍的方法，具有敏感性高、特异性强的特点，试剂盒操作简便，重复性好，既可用仪器（酶标仪）检测，也可用肉眼判读结果。诊断用的抗原多为虫体可溶性蛋白抗原，检测标本可用血清或滤纸干血滴，其敏感性达83.1%～100%，与血吸虫患者、并殖吸虫患者约有10%的交叉反应。在ELISA法的基础上，又发展出了多种方法，如SPA-ELISA、Dot-ELISA、Fast-FLISA、ABC-ELISA等，与ELISA有相似的检测效果。

（3）斑点免疫金法（Dot-IGSS）：Dot-IGSS与Dot-ELISA方法相似，仅以胶体金标志物代替酶标志物，用硝酸银–对苯二酚显影代替酶底物显色。其敏感性也可达95%，特异性达97.5%。

14.7.2.4　影像学检查

（1）B超检查：①肝脏型——肝实质点状回声增粗、增强，有短棒状、索状或网状回声，肝内光点密集不均匀，可见小斑片状影；②胆管型——胆管系统回声增强、管壁增厚，有时可见扩张的胆管内有点状或索状回声；③胆囊型——胆囊壁增厚、粗糙，囊内有点状、棒状、索状或飘带状回声，有时伴有小结石或胆泥；④混合型——同时表现出上述两种以上类型。

（2）CT检查：对华支睾吸虫诊断也有较大价值。华支睾吸虫胆道感染的特异性CT征象：患者均有不同程度的弥漫性肝内胆管从肝门向周围的均匀扩张，肝外胆管无明显扩张；肝内管状扩张胆管的直径与长度之比大多小于1：10；多为被膜下小胆管的囊样扩张，近肝门侧肝内胆管向被膜侧均匀扩张。少数病例的胆囊内可见不规则组织块影。

14.7.3　鉴别诊断

因华支睾吸虫成虫寄生于人体肝内胆管，因此，其引起的临床表现与内科性疾病易于混淆，尤其要与肝炎、消化道疾病以及其他寄生虫病相鉴别。猫后睾吸虫因其虫卵、囊蚴、中间宿主、感染方式、临床表现等均与华支睾吸虫极相似，因此容易误诊与漏诊。

 ## 14.8　华支睾吸虫病的治疗与预防控制

14.8.1　一般治疗

内科对症治疗与护理，如嘱患者卧床，给予低脂流质或半流质食物，补充热量和多种维生素，伴有发热的患者同时给予抗生素治疗等。

14.8.2　驱虫治疗

目前应用最多的药物是吡喹酮（praziquantel）和阿苯达唑（albendazole）。吡喹酮对华支睾吸虫的杀虫作用机制可能是使虫体皮层受损，使其丧失摄取葡萄糖的能力，体内糖原耗竭而死。患者服药后1～2天，最快在服药后2小时粪便中即可检见虫体。

吡喹酮：治疗剂量一般为125 mg/kg，每天2次，分2天服完；还可根据感染度的不同给予不同的剂量。对轻度、中度、重度感染者可分别给予总剂量 75 ～ 90 mg/kg、120 ～ 150 mg/kg 和 150 ～ 180 mg/kg，每天 2 次，分 2 天服完的治疗方案。该药不良反应轻，对肝、肾无明显不良影响，少数患者有头昏、头痛、腹泻、恶心、乏力等不良反应，多发生在服药后 0.5 ～ 1 小时，但持续时间不长，多数患者无须特殊处理，症状多在治后 2 ～ 4 小时或 24 小时内减轻或消失。感染重、全身状况差的患者，可适当减少日服药量，延长疗程。

阿苯达唑：广谱抗蠕虫药物，对多种线虫病有较好的治疗效果，对吸虫病、绦虫病也有一定效果；其杀虫机制与吡喹酮相似。治疗总剂量为 80 mg/kg，每天 2 次，2 天服完；也可根据感染度的高低或患者身体状况调整给药剂量或疗程。阿苯达唑的不良反应轻微，少数患者可出现口干、乏力、嗜睡、头晕、头痛、食欲不振、呕吐、腹痛、血清 ALT 升高等现象。

14.8.3　并发症的治疗

（1）营养不良性水肿：补充足够的热量和维生素，纠正低蛋白血症，蛋白质摄入量应达 1.5 ～ 2.0 g/（kg·d）；给予贫血患者铁剂以及富含铁质的食物；维持水、电解质及酸碱平衡。

（2）胆囊炎、胆管炎、胆石症：在给予驱虫治疗的同时，注意支持疗法，并给予对症治疗和抗菌治疗。

（3）肝硬化：对失代偿期肝硬化应补充血浆白蛋白，改善肝脏功能，控制细菌感染，纠正水钠滞留等。

（4）合并病毒性肝炎：华支睾吸虫病合并病毒性肝炎对肝脏功能损害一般较重，转氨酶升高、黄疸明显，在进行保肝及降低转氨酶的同时，可采用少量多次给药驱虫治疗。驱虫治疗对恢复肝脏功能起到一定程度的促进作用。

14.8.4　预防控制

（1）加强卫生宣传教育，提高群众防病意识：在流行区，应通过媒体、报纸、宣传板报、画册等多种形式加强宣传，系统地介绍华支睾吸虫病的防治知识；"以小带大"，学生带家长、家庭，即从学校到家庭的宣传教育方式，使群众认识到华支睾吸虫病的危害；革除陋习，提高自我防范意识，不吃生或半生鱼虾等水产品，提倡科学的烹调方法，养成良好的饮食习惯，把住"病从口入"关。

（2）加强水产品淡水鱼类检疫，堵截感染来源：囊蚴是华支睾吸虫病的感染阶段，存在于淡水鱼虾体内，是人畜感染华支睾吸虫病的主要来源。因此，要加强市场出售的鱼虾新产品的检疫工作，严禁含华支睾吸虫囊蚴的鱼虾进入市场或餐馆出售，把住源头，让群众吃上放心的鱼虾水产。

（3）加强粪便管理，防止水源污染：要严禁人畜粪便直接排入鱼塘、水塘，做好厕所改造和鱼塘管理；不用新鲜粪便施肥，对人畜粪便要进行无害化处理。

（4）加强传染源控制：积极治疗患者、带虫者以及病畜；在流行区，对重点人员、高发人群进行重点检查、重点防治；在重度流行地区，要开展普查、普治；加强保虫宿主管理，禁用鱼虾喂猫、犬、猪等，猪应圈养；大力开展爱国卫生运动，消灭老鼠。

15 吃鱼不当，得了棘隙吸虫病

15.1 血防监测粪检中查出"姜片虫卵"的质疑与查证

早在 20 世纪 60—70 年代，福建省云霄县瓦坑村就报告了当地发现不少姜片虫感染者。但是，该村并未种植传播姜片虫病的水生植物菱角、荸荠等，不是姜片虫流行区，因此，林金祥等对该地查出姜片虫产生怀疑。他根据日本《寄生虫病杂志》报道的人吃泥鳅、雨蛙感染圆圃棘口吸虫而联想到棘口吸虫虫卵与姜片虫卵相似，怀疑当地的姜片虫也是该类寄生虫。于是，对检出虫卵的患者进行驱虫和淘洗虫，驱出了头冠有棘刺的虫体，结果发现所谓的姜片虫就属于棘口科吸虫的一种。从人体驱出的虫体标本被送往著名学者福建师范大学汪浦钦教授实验室，鉴定为日本棘隙吸虫（*Echinochasmus japonicus*）。该虫由 Tanabe 于 1926 年在日本动物体内发现并命名。1936 年，氏家直记在我国台湾地区用从淡水鱼身上分离出的囊蚴做自体感染实验，证实了该虫可以感染人体。随后，吴光、汪溥钦先后报告该虫可寄生于猫、犬、鹭。此次在福建省云霄县发现的人群感染病例，是国内外人体自然感染的首次报告。

日本棘隙吸虫成虫体前部狭，后部宽，似酒瓶状，大小约 0.65 mm × 0.34 mm，头冠呈笠状，两侧外缘各有 12 枚头棘，呈扇形分布。第一枚腹角棘大小为 0.030 mm × 0.013 mm，其余为 0.044 mm × 0.013 mm，背部中间断裂。体棘细小，位于咽部背侧的棘体分布较密，腹吸盘两侧的体棘最长，至体后部棘间距逐渐稀疏。腹吸盘在虫体中部上方，较口吸盘大，两睾丸呈椭圆形，前后横向排列于虫体后 1/3 处。子宫短而弯曲，内含一两个虫卵。成虫主要寄生在宿主的小肠上半段，虫体大小依虫龄和宿主不同而异。犬体内的虫体与人体内的虫体形态、大小基本相同，但猫体内的虫体较小，仅为人、犬虫体的 1/2。虫卵椭圆形，淡黄色，大小为（74 ~ 85）μm×（45 ~ 56）μm，前端有一卵盖，卵内含 25 ~ 30 个大小不均的卵黄细胞（图 15.1）。

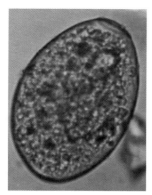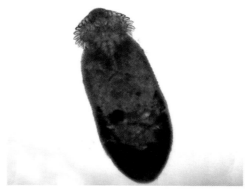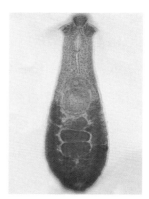

图 15.1　日本棘隙吸虫成虫、头部棘和虫卵

15.2　日本棘隙吸虫人畜感染及其分布

日本棘隙吸虫分布于日本、朝鲜、苏联和我国的台湾、黑龙江、辽宁、北京、浙江、广东、广西、江西、福建、河南、安徽、四川、江苏、湖北等 10 多个省（区、市）。自 1982 年福建省首次发现人体感染病例以来，先后有广西、广东、江苏和安徽相继发现病例。1985 年，林金祥等在福建诏安、云霄、龙海、平和、南靖、长泰、东山和毗邻的广东饶平 8 个县市进行调查，结果显示：人群的感染率为 4.89%（178/3639）；猫的感染率为 9.52%（34/357）；犬的感染率为 39.65%（412/1039）。人的感染以 5 ~ 15 岁少年儿童的感染率最高，为 11.36%（121/1065）；犬的感染率则与饲养年限成正比，饲养不足一年的犬，其感染率为 4.86%，饲养 7 年以上的犬的感染率则上升至 53.13%。1993 年，肖祥等报告安徽和县陈桥洲村居民的感染率约在 1.4%，犬和猫的虫卵阳性检出率分别为 26.81%（37/138）与 13.33%（10/75）。福建龙海县（现龙

海区）霞兴村为全国人体寄生虫分布调查点，1988—1989年在该村的人和动物体内查见一种棘隙吸虫，起初认为是抱茎棘隙吸虫（异名为叶形棘隙吸虫），但通过对驱出虫体的仔细观察，发现该虫与以前所报告的棘隙吸虫不同（图15.2），虫体长椭圆形，体前窄，体后部宽而钝圆，呈汤匙状，大小为（1.13～1.79）mm×（0.38～0.52）mm，两睾丸位于体后1/3处，头棘24枚，排成一行，背部中间断裂，左右腹角棘4枚，大小为（0.035～0.050）mm×（0.010～0.014）mm，第二棘相对较小，背棘大小为（0.046～0.053）mm×（0.014～0.018）mm。体棘位于虫体表面，自头领之后开始向体后逐渐稀疏分布。口棘围绕口吸盘排成4列，形态与体棘相似，但较小，棘宽为5mm，棘间距相当于棘的宽度。腹吸盘位于肠分叉之后、体中部前缘。两睾丸椭圆或短宽形，前后横向排列于虫体后1/3处。子宫短，内含虫卵4～20个，虫卵大小为（0.098～0.113）mm×（0.064～0.072）mm。

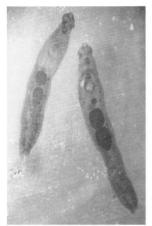 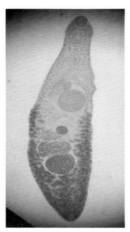 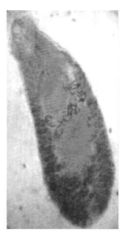

（a）抱茎棘隙吸虫　　　　　（b）日本棘隙吸虫　　　　　（c）福建棘隙吸虫

图15.2　棘隙吸虫成虫

15.3 生活史感染实验与福建棘隙吸虫新种报告

在漳州郊区，常可从自然感染的家猫、狗与捕捉的野鼠身上检获3种棘隙吸虫，体型最大与最小的分别鉴定为抱茎棘隙吸虫和日本棘隙吸虫，两者的第一中间宿主均为纹沼螺，前者与1920年Ciauca和1951年Komiya在上海进行的生活史早期研究相一致。抱茎棘隙吸虫（别名为叶形棘隙吸虫）虫体呈长叶形，体两侧近乎平行，大小为（3.52～4.48）mm×（0.72～0.88）mm。而体形中等者，种群数量较多，与龙海县霞兴村待定种棘隙吸虫的大小及形态相同。为此开展该虫的生活史实验研究，收集人粪内的福建棘隙吸虫卵感染人工实验池饲养的纹沼螺、瘤拟黑螺、椎实螺、小土蜗、扁卷螺和铜锈环棱螺，3～4个月后检查，仅在铜锈环棱螺内查见不同发育期的母雷蚴、子雷蚴和尾蚴。成熟尾蚴体呈心形，大小为（0.127～0.132）mm×（0.078～0.086）mm，尾部（0.125～0.130）mm×（0.020～0.023）mm；用从该实验池中的青鳉、麦穗鱼检获的囊蚴感染一只小狗，从这只实验狗身上检获了与人体相同的棘隙吸虫。在实验感染获得的大批成虫中，均无抱茎棘隙吸虫和日本棘隙吸虫。吸虫类在其生活史的繁衍循环中，对第一中间宿主有严格选择的生物学特性，因此，汪浦钦教授认定福建省云霄县瓦坑村发现的为一种未被描述过的新种，并将其定名为福建棘隙吸虫（*Echinochasmus fujianensis*）。

15.4 人畜感染福建棘隙吸虫及其分布

福建棘隙吸虫分布在福建、广东、安徽、湖北等地。1994 年在福建诏安县、云霄县、龙海市、南靖县进行的调查显示，人群感染率为 3.20%（117/3652），其中：诏安县感染率为 7.8%；以 3～15 岁人群感染率最高，达 6.85%（77/1124）；感染率随年龄增长而降低，但男、女性别无显著性差异。调查保虫宿主 838 只，平均感染率 21.4%，其中，犬、猫、猪和野鼠的感染率分别为 29.24%（131/448）、18.55%（23/124）、4.76%（3/63）和 10.84%（22/203）。2002 年，潘林祥等在广东调查 5 个县共 4505 人，人群平均感染率为 0.9%，其中，兴宁为 1.8%（27/1507），平远为 1.3%（5/387），梅江为 0.6%（3/472），蕉岭为 0.3%（3/924），梅县为 0.2%（3/1215），感染者以 16 岁以上年龄组最高，达 51.2%，调查结果还显示犬的感染率达 26.0%（33/127），猫为 28.6%（2/7）。此外，根据 1979 年湖北医学院报道的首例人体感染抱茎棘隙吸虫的形态的描述，1999 年重返首例病例发现地白鱼赛村调查该村中间宿主铜锈环棱螺时，检及棘隙吸虫尾蚴；用其尾蚴感染鱼，囊蚴再感染小狗，证明当地有福建棘隙吸虫。由于当时福建棘隙吸虫新种尚未报告，且其体态酷似抱茎棘隙吸虫，容易混淆，因此，他们认为当地报告感染率 1.89% 的抱茎棘隙吸虫有可能为福建棘隙吸虫。另外，藐小棘隙吸虫第一中间宿主也为纹沼螺，但对报告藐小棘隙吸虫病流行区的安徽陈桥洲村进行现场调查，发现藐小棘隙吸虫第一中间宿主是铜锈环棱螺，与福建棘隙吸虫相似，故对该村采集的淡水鱼分离出的囊蚴及其感染动物后获取的成虫与虫卵进行形态学观察，并应用多态 DNA 进行综合分析，认为安徽报道的藐小棘隙吸虫也应为福建棘隙吸虫。

15.5 棘隙吸虫人体致病性与治疗观察

棘隙吸虫感染人体后主要引起食欲不振、腹泻、腹痛、贫血。重度感染者可因虫体的机械性损伤发生肠黏膜弥漫性出血、肠坏死、营养不良、抵抗力降低，乃至败血症、全身衰竭而死亡。1982 年，林金祥等报告了福建云霄一名 9 岁儿童在重度感染棘隙吸虫后，出现严重贫血，血红蛋白低至 4.5 g/L，驱出成虫达 5663 条。同年，刘德广等报告了广西桂林一名 5 岁男孩因长期腹泻、营养不良继发败血症而死亡；尸体解剖发现患者的肠黏膜弥漫性出血、肠坏死，并检出大量日本棘隙吸虫。1990 年，吴德明等报告了江苏一名 17 月龄的幼儿由于感染了日本棘隙吸虫，连续腹泻 4 个月，导致重度营养不良并发念珠菌感染、间质性肺炎，最终全身衰竭而死；尸体解剖时在长 14.5 cm 的肠黏膜上检出日本棘隙吸虫成虫达 207 条。

应用吡喹酮治疗棘隙吸虫，疗程短，不良反应轻，效果好。1984 年，朱道韫对 50 例日本棘隙吸虫感染者分别用 5 mg/kg、10 mg/kg、20 mg/kg 一次顿服，3 组间疗效无显著性差异。使用吡喹酮 5 ～ 20 mg/kg 顿服，粪便虫卵转阴率为 93.9%（46/49），服药 4 小时左右驱出的虫体已死亡。而一例服用 2 mg/kg 吡喹酮的感染者，虽治疗后 7 ～ 10 天粪便虫卵转阴，但一个月后又查出了虫卵。因此，在实际应用中，应采用 5 ～ 10 mg/kg 顿服治疗日本棘隙吸虫感染者才能达到理想的效果。

福建棘隙吸虫主要寄生在宿主小肠的上段，感染后，患者出现食欲减退、腹胀、腹泻、发育不良等症状。成虫寄生在小肠绒毛间和黏膜层，引起溃疡和出血，严重者可导致死亡。2007年在福建顺昌进行寄生虫调查时，在一农民粪便中查出棘口吸虫卵，经驱虫鉴定，为福建棘隙吸虫。患者长期腹痛、腹泻、营养不良，驱出虫体达3000多条；用吡喹铜2.5 mg/kg顿服治疗，该药驱虫作用快，6小时内就排出了约82.4%的虫体。驱出的虫体形态结构完整，便于虫体的形态观察及虫种鉴定。

 ## 15.6 疫源地螺、鱼宿主传播与普遍感染

棘隙吸虫病疫源地为农村居民区周边的池塘或水沟，由"家狗—池塘—螺—鱼"所组成。保虫宿主为狗、猫、鼠和多种鸟禽类，以狗为主。而池塘或水沟内必须有第一中间宿主淡水螺类。第二中间宿主为鱼类，选择性不强，其中以麦穗鱼为主（图15.3）。保虫宿主排出的粪便最容易被雨水冲入村庄周边的池塘，污染水源，虫卵常随粪便被雨水冲入鱼塘内，造成"虫卵（毛蚴）—螺（尾蚴）—鱼（囊蚴）—狗（成虫）"的生活循环，形成鱼源性棘隙吸虫病自然疫源地。寄生鱼体的感染性囊蚴被宿主吞食后便迅速发育，吞食囊蚴3～5小时后，宿主鱼的小肠上段即可见到许多游离的幼虫；24小时后幼虫已移行到小肠中下段；第5天子宫内出现虫卵；第6天粪便检出虫卵。日本棘隙吸虫第一中间宿主为纹绍螺，而福建棘隙吸虫第一中间宿主为铜锈环棱螺。福建棘隙吸虫囊蚴感染11～13天后发育成熟并产卵，成虫主要寄生在小肠上段，而日本棘隙吸虫主要寄生在宿主小肠下段。两种棘隙吸虫除第一中间宿主螺种不同外，在终末宿主体内发育成熟的时间以及寄生宿主的部位也存在差异。1986—1989年在福建漳州地区进行的寄生虫调查显示，纹沼螺的日本棘隙吸虫尾蚴感染率为10%～20%；调查22种淡水鱼，其中，麦穗鱼感染率达80.78%。1992年，肖祥调查安徽纹沼螺和12种淡水鱼，日本棘隙吸虫的感染率分别为5.16%（13/252）和47.43%（240/506）。1998年，

蔺西萌等报告在河南潢川县发现淡水鱼感染日本棘隙吸虫，感染率达 40%（20/50）。2004 年，张国华在武汉市农贸市场采集来自郊区周边常见的 7 种淡水鱼 416 尾，其日本棘隙吸虫囊蚴感染率为 7.69%（32/416），调查湖北的麦穗鱼等 7 种淡水鱼，其中，麦穗鱼的日本棘隙吸虫囊蚴感染率为 16.77%（25/149）。

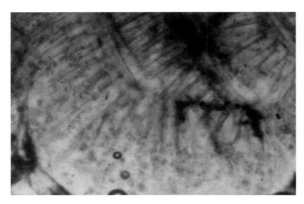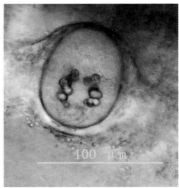

图 15.3　寄生在鱼鳃上的棘隙吸虫囊蚴

15.7　综合防治措施

（1）灭螺：由于本虫的传播须在第一中间宿主螺体内发育成尾蚴才能侵染鱼，并发育为感染性囊蚴，因此，杀灭第一中间宿主螺蛳是阻断棘隙吸虫病传播的有效方法之一。为来年养好鱼，每年冬季大多会对鱼池进行清塘消毒，采取以杀灭第一中间宿主螺蛳为主的综合性防治措施。经灭螺后的各口鱼塘均未再查见阳性鱼，有效地控制了棘隙吸虫病的流行。

（2）预防：本病疫源地调查显示池鱼携带感染性囊蚴十分普遍，因此，应做好个人卫生，不生食或食用未熟透的淡水鱼、蛙、螺类。

16

鸟禽、哺乳类和人
都能感染东方次睾吸虫

 16.1 狗、猫可自然感染东方次睾吸虫

　　1986 年在福建省漳州等地开展狗、猫寄生蠕虫种类的调查，从一批狗、猫的肝脏、胆囊内检获不同于肝吸虫的一种吸虫，虫体标本经压片、固定及染色，鉴定为东方次睾吸虫（ *Metorchisorientalis* ）。将标本送至厦门大学生命科学学院人畜寄生虫学研究室，经鉴定仍为东方次睾吸虫。一向被认为只危害家鸭等鸟禽类的东方次睾吸虫，怎么会像肝吸虫一样跑到哺乳动物的肝胆管里去呢？但粗略一想，棘口吸虫等许多寄生虫也是禽类与哺乳动物，甚至与人类共患的，并不违背生物学规律。而且一查文献，全球已报告 26 种次睾属吸虫中就有 8 种能够寄生哺乳类动物，其中，结合次睾吸虫可自然感染人体并引起北美地区居民常见的寄生虫病，所以不足为奇。东方次睾吸虫与华支睾吸虫隶属同科，两者的第一中间宿主及在终末宿主体内寄生的部位均相同，其虫卵也十分相近，只是华支睾吸虫不感染鸭等鸟禽类。再加上家鸭常生活在鱼塘中，感染东方次睾吸虫的机会较多，因此，以前的认知是东方次睾吸虫只能感染家鸭等鸟禽类。1998—1999 年，在广东东北部的平远县开展棘隙吸虫调研，发现下坝村里几口鱼塘的麦穗鱼等鱼类普遍感染棘隙吸虫、华支睾吸虫等多种吸虫囊蚴，其中一种在当地的鱼类感染率、感染度均高于其他吸虫，疑为东方次睾吸虫，这是在该地第一次见到此类囊蚴。为此，将几条感染鱼带回做鸡、狗、猫实验动物人工感染实验，以求证究竟是何种虫，结果显示在上述 3 种实验动物肝胆管均查到发育良好的东方次睾吸虫成虫，并首次获得该虫的虫卵标本，进而认

知了其形态特征。

16.2 人体实验感染和人群调查

16.2.1 人体实验感染观察

受试者吞服 316 个东方次睾吸虫囊蚴后第 10 天出现腹痛、腹胀、食欲减退、肝区不适等症状；感染至第 25 天，粪便中首次检出卵，大小为 31.3 μm × 15.5 μm，卵呈椭圆形，橙黄色，前端稍窄，后端较圆，具小结，有卵壳，但肩峰不明显，外壳光滑，卵内毛蚴清晰可见；感染至第 30 天，血常规与肝功能检查出现异常，嗜酸性粒细胞 0.41×10^9/L，球蛋白 36.8 g/L，谷丙转氨酶 52I U/L，碱性磷酸酶 144 IU/L，谷氨酰转肽酶 97 IU/L；感染至第 40 天，对受试者进行驱虫导泻，并在粪便沉渣中检获 9 条东方次睾吸虫成虫。

16.2.2 自然疫源地与感染病例

调查村民 95 人，感染东方次睾吸虫者 4 例，感染率为 4.2%，随机驱虫 2 例，检获东方次睾吸虫成虫 12 条。调查家鸭 6 只，感染率为 66.7%；调查猫 14 只，感染率为 78.6%；调查狗 17 只，感染率为 23.5%；检查麦穗鱼 279 尾，阳性率 87.6%。广东省平远县为东方次睾吸虫病自然疫源地，该县地处山间盆地，溪流与洼地纵横交错，鱼塘众多，池塘里孳生大量纹沼螺、铜锈环棱螺等软体生物。周围生活着大量居民，家家户户散养着许多鸡、鸭、狗、猫等家禽和家畜，形成了华支睾吸虫、东方次睾吸虫与福建棘隙吸虫的重要自然疫源地。由于当地居民远离广州市区，虽无"吃鱼生"的习惯与嗜好，但村内池塘多，居民常吃塘鱼，这些偶然感染者很可能是吃了未熟透的鱼或在加工鱼肉时污染食物而误食所致。4 例病例均为男性，职业为农民，年龄分别为 50 岁、33 岁、39 岁、42 岁。4 例感染者均为广东省平远县后坝村人，其中有两位同时感染了东方次睾吸虫和华支睾吸虫。

16.2.3　驱虫观察

选择同时感染了东方次睾吸虫和华支睾吸虫的两名患者进行驱虫，以吡喹酮 50 mg/kg，晚上和第二天早上两次顿服，1 小时后，服用利胆舒药物以扩张和松弛胆管，2 小时后以 25% 硫酸镁 30～50 mL 导泻。收集全部粪渣，并在解剖镜下查获东方次睾吸虫成虫 12 条和华支睾吸虫 21 条。将东方次睾吸虫的虫体染色、固定并观察得：其长度为 2.21～2.87 mm，前端宽 0.75 mm，后端宽 0.93mm；体壁具小棘，向体后逐步稀少，之后睾丸全部消失；口吸盘直径为 0.33 mm，腹吸盘直径为 0.30 mm；咽呈球形，食管短小，两肠支达体末端；睾丸两个，前后排列于虫体后端，呈浅裂隙分叶；卵巢呈圆形，位于睾丸前方；受精囊位于卵巢右侧，呈长椭圆形；子宫始于卵巢上方，向上弯曲延伸至腹吸盘前方，宫内充满成熟与未成熟的虫卵。驱出的成虫个体比文献记述的小。

16.3　致病与养殖业重大危害事件

1989 年，陈克强（上海）等对自然感染东方次睾吸虫的家鸭的肝脏及胆囊进行病理学研究，发现东方次睾吸虫的致病作用可能是虫体的有毒代谢产物和分泌物及虫体上的密集体棘的机械刺激作用的综合结果。感染东方次睾吸虫的家鸭可出现肝脏肿大、脂肪变性或坏死结节，胆汁变质或停止分泌可引起胆管发炎，甚至胆道堵塞（图 16.1）；轻度感染表现为食欲不振、贫血、消瘦、羽毛失去光泽等全身症状，严重者常死亡。人体感染东方次睾吸虫约 10 天后可出现腹痛、腹胀、食欲减退、肝区不适、四肢无力等症状，感染 25 天时可从粪便中检获虫卵，到 40 天时嗜酸性粒细胞、谷丙转氨酶、碱性磷酸酶、球蛋白等出现异常。

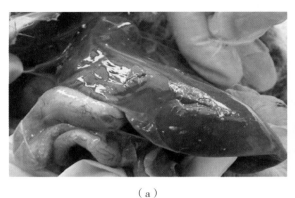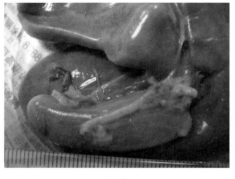

（a）　　　　　　　　　　　　　（b）

图 16.1　东方次睾吸虫寄生引起宿主肝脏和胆囊肿大及病变

　　我国报告的次睾属吸虫有 7 种，主要分布于广东、广西、福建、台湾、江西、浙江、上海、江苏、安徽、湖北、四川、山东、陕西、河北、北京、天津、吉林、辽宁、黑龙江 19 个省（区、市），以东方次睾吸虫为优势种群，也是家鸭最为常见的寄生虫。由于次睾吸虫寄生于鸭禽类的胆囊与肝胆管内，可引起鸭禽类动物的死亡，因此其对养禽业危害极大，国内已有多起此类事件的报道。1981 年，许鹏如报道在广东省广州市和肇庆地区，次睾吸虫感染家禽后造成家鸭的生长发育受阻，并引起大批家鸭死亡。1982 年，许耀成报道江苏射阳县鸭群暴发东方次睾吸虫病，并引起大批群鸭死亡的事件。1985 年，张正仁报道江苏江都县（现江都区）7～10 日龄雏鸭暴发东方次睾吸虫病，并引起大批雏鸭死亡的事件。1986 年，任农报道辽宁省铁岭市郊区某 64 日龄的鸡群暴发东方次睾吸虫病，并引起大批群鸡死亡的事件。1988 年，任熙宇等报道江苏省江都县某养鸡户的 60 日龄雏鸡暴发东方次睾吸虫病，并引起大批雏鸡死亡的事件。1988 年，张文玉等报道佳木斯地区绥滨县鸭、鸡群因食小生鱼虾而暴发东方次睾吸虫病，并引起大批鸭、鸡死亡的事件。1998 年，申济丰报道湖北武汉市某一养鸭场因投喂野生小杂鱼饲养家鸭而暴发家鸭东方次睾吸虫病，并引起大批家鸭死亡的事件。1990 年，吴克强等报告安徽凤阳县因饲喂群鸭野生青蛙肉而暴发以台湾次睾吸虫感染为主伴东方次睾吸虫病，并引起群鸭死亡的事件。1999 年，李芳琴报道福建省宁化县部分养鸭户在发病死亡的雏鸭中检获台湾次睾吸虫，检查 51 只病鸭，感染率为 100%，感染强度达 39～803 条。1991 年，贾巧云等报道江苏东台市的某养殖户的群鸡暴发东方次睾吸虫病，在死亡的鸡群中检出东方次睾吸虫多达 399 条。

16.4 病原特征与生活史传播

　　该虫的生活史复杂，需要两个中间宿主和一个终末宿主才能完成整个生活史，纹沼螺为其最为常见的第一中间宿主；对第二中间宿主及终末宿主的选择性不强，有为数众多的淡水鱼类宿主和终末宿主。成虫主要寄生在人、犬、猫、猪等哺乳动物或鸟禽类的肝胆管内，虫体在其中发育成熟并产卵，虫卵随胆汁进入十二指肠，并随粪便排至体外。

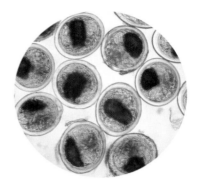

图 16.2　东方次睾吸虫囊蚴

虫卵落入水中被第一中间宿主纹沼螺等淡水螺吞食，虫卵在螺蛳消化道内孵出毛蚴；毛蚴穿过肠壁进入淋巴组织或其他器官，发育为胞蚴、雷蚴、尾蚴；成熟的尾蚴在适宜的温度下逸出螺体，在水中遇到适宜的第二中间宿主淡水鱼或虾，则侵入其肌肉组织内发育为囊蚴（图 16.2）；囊蚴期是感染阶段，囊蚴被终末宿主（人、猫、狗、禽类等）吞食后，在消化液的作用下，囊内幼虫活动加剧，在十二指肠内破囊而出；幼虫循胆汁逆流而上，到达肝内胆管，在肝胆管内发育为成虫（图 16.3）。幼虫发育为成虫的过程，在犬、猫体内一般需要 20～30天；在鼠体内平均需要 20 余天；而在人体内需要一个月左右。

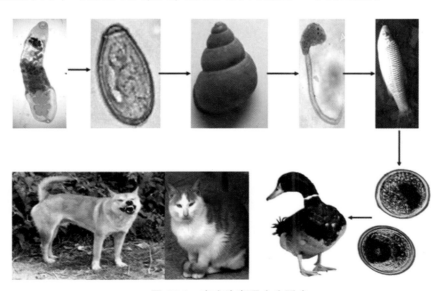

图 16.3　东方次睾吸虫生活史

成虫（图 16.4）大小为（2.9 ～ 6.8）mm ×（0.6 ～ 1.6）mm，体表具小棘；口吸盘近圆形，位于虫体前端，大小为（0.23 ～ 0.27）mm ×（0.22 ～ 0.29）mm；腹吸盘位于体前 1/4 处的中央，大小为（0.20 ～ 0.27）mm ×（0.22 ～ 0.27）mm；咽球形，食管短，两肠支伸至虫体末端；睾丸大，呈分瓣状，两睾丸前后斜列于虫体后部；卵巢位于睾丸前方，呈圆形或椭圆形，大小为（0.23 ～ 0.27）mm ×（0.22 ～ 0.29）mm；受精囊在卵巢后侧，长椭圆形或稍弯曲，大小为（0.29 ～ 0.54）mm ×（0.083 ～ 0.182）mm；子宫始于卵巢水平，向前弯曲延伸到腹吸盘之前，其两侧超过肠支；卵黄腺密集成串，分布于虫体两侧，始于肠支分叉的稍后、子宫环水平线上，终于前睾丸的前缘。虫卵（图 16.5）呈椭圆形，大小为（28 ～ 32）μm ×（16 ～ 18）μm。

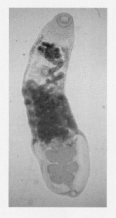 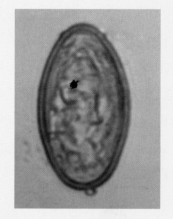

图 16.4　东方次睾吸虫成虫　　图 16.5　东方次睾吸虫虫卵

 16.5　病原检测与诊治

东方次睾吸虫的虫卵与华支睾吸虫的虫卵极为相似，但壳薄光滑，且肩峰不明显；卵内毛蚴清晰，卵壳后端多数呈瘤状突起，大小平均为 31.2 μm × 15.3 μm。

（1）实验室粪便虫卵检测的常用方法有直接涂片法、集卵法和加藤氏厚涂片法。

①直接涂片法：滴一滴生理盐水于洁净的载玻片上，用棉签棍或牙签挑取绿豆大小的粪便块，在生理盐水中涂抹均匀；涂片的厚度以透过涂片可辨认书上的字迹为宜。一般在低倍镜下检查，若用高倍镜观察则需加盖玻片。应注意虫卵与粪便中异物的鉴别。

②集卵法：将全粪投进塑料桶内，加少许水后用棍棒将粪块捣碎，然后加满水，沉淀 40 分钟后，倒去上层混浊液，再加水沉淀；如此反复，至上层澄清，取沉渣于镜下检查。

③加藤氏厚涂片法：用塑料刮片透过 100 目 / 吋的尼龙筛刮取粪便样本，将其填充于载玻片之上的定量板孔内，粪样量约 41.7 mg；再轻轻取下定量板，以浸透甘油－孔雀绿溶液的玻璃纸覆盖于粪样上，用橡胶塞将粪样压制成一长椭圆形粪膜，室温静置 30 ~ 60 分钟后镜检；计数全部虫卵并乘以 24，再乘以粪便性状系数（eggs per gram，EPG）。

（2）成虫鉴定：可通过十二指肠引流胆汁做成虫病原学鉴定。

16.6 诊治

驱虫治疗：目前应用最多的药物是吡喹酮和阿苯达唑。

（1）吡喹酮：治疗吸虫病的首选药物。剂量：25 mg/kg，每天 3 次，连服 2 天。

（2）阿苯达唑：广谱抗蠕虫药物，对多种线虫病有较好的治疗效果，对吸虫病、绦虫病也有一定的效果，其杀虫机制与吡喹酮相似。剂量：10 mg/kg，每天 2 次，连服 7 天。

17 虫卵与成虫均微小的异形吸虫病

 17.1 虫卵、成虫微小

吸虫类中有一种虫卵及虫体都十分小的异形吸虫。它属于异形科吸虫，成虫体型一般仅有 0.3 ～ 0.9 cm，最大的不超过 2 cm。据报道，人兽共患的异形类吸虫有 22 种以上。我国常见的异形类吸虫有十几种，其中，已有人体感染报告的种类包括异形异形吸虫（ *Heterophyes heteroplyes* ）、横川后殖吸虫（ *Metagonimus yokogawai* ）、钩棘单睾吸虫（ *Haplorchis pumilio* ）、多棘单睾吸虫（ *Haplorchis yokogawai* ）、扇棘单睾吸虫（ *Haplocrchis taichui* ）、哥氏原角囊吸虫（ *procerovum calderoni* ）、施氏原角囊吸虫（ *procerovum sisoni* ）、镰刀星隙吸虫（ *Stellantchasmus falcatur* ）和台湾棘带吸虫 9 种。异形吸虫的特征：成虫很小，体表有鳞棘；除口吸盘和腹吸盘外，一些种类还有生殖吸盘，或单独存在，或与腹吸盘相连构成腹殖吸盘复合器；前咽明显，食管细长，肠支长短不一；有睾丸 1 个或 2 个，贮精囊明显，缺阴茎袋；卵巢位于睾丸之前，受精囊明显。

虫卵很小，仅（20 ～ 30）μm×（13 ～ 20）μm，经粪便排至体外时已含有成熟的毛蚴。大多数异形吸虫的虫卵形态近似（图 17.1），且与后睾科（Opisthorchidae，如华支睾吸虫）以及微茎科的吸虫虫卵的鉴别较为困难（图 17.2），因此，从人体检出的异形吸虫虫卵常被漏检，或被误认作华支睾吸虫或者其他小型虫卵。生殖吸盘上棘的数量及分布特征是鉴别虫种的主要依据。异形异形吸虫的生殖吸盘位于腹吸盘的下方，直径 0.15 mm，上有

60 ～ 90 枚小刺。钩棘单睾吸虫的口吸盘与生殖盘上具有 35 ～ 44 个小钩
（图 17.3）。多棘单睾吸虫的生殖吸盘上布满无数小棘。扇棘单睾吸虫的
生殖吸盘上具 14 ～ 21 个形如菊花瓣样的小棘（图 17.4）。横川后殖吸虫、
台湾棘带吸虫等一些异形种类无生殖吸盘及棘。异形科吸虫的虫卵大小
及形态与后睾科吸虫中的华支睾吸虫、东方次睾吸虫、麝猫后睾丸吸虫相
近，但异形科吸虫的虫卵除台湾棘带吸虫的卵壳较为粗糙外，其他异形科
吸虫种类的卵壳均较为光滑，而后睾科吸虫中的后睾属、次睾属虫卵和支
睾属虫卵的卵壳末端有棘状突起。鱼体上常见的有扇棘单睾吸虫、华支睾
吸虫、东方次睾吸虫和台湾棘带吸虫 4 种鱼源性寄生虫的囊蚴（图 17.5 和
图 17.6）。

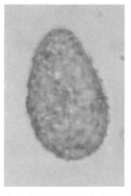
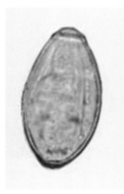
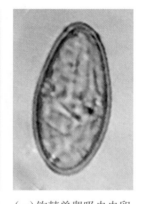

（a）台湾棘带吸虫虫卵　　（b）扇棘单睾吸虫虫卵　　（c）钩棘单睾吸虫虫卵

图 17.1　异形科吸虫虫卵

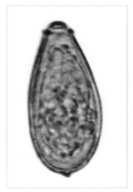
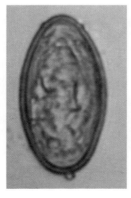
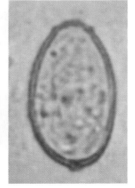

（a）支睾属吸虫虫卵　　（b）次睾属吸虫虫卵　　（c）后睾属吸虫虫卵

图 17.2　后睾科吸虫虫卵

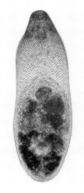 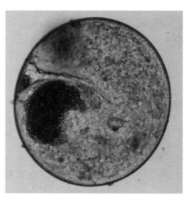 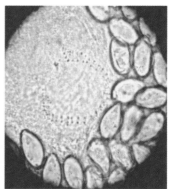

（a）成虫　　　　　　　　（b）囊蚴　　　　　（c）生殖吸盘上密布细微小棘

图 17.3　钩棘单睾吸虫

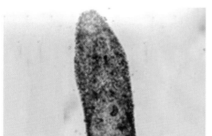 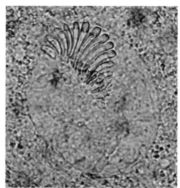

（a）成虫　　　　　　　（b）生殖吸盘上分布菊花瓣样棘

图 17.4　扇棘单睾吸虫

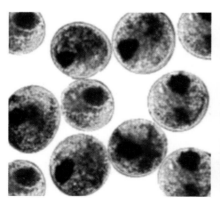 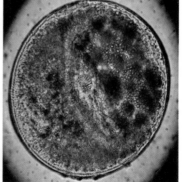

（a）囊蚴　　　　　　　（b）囊蚴生殖吸盘上分布菊花瓣样棘

图 17.5　扇棘单睾吸虫囊蚴

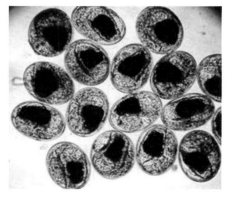
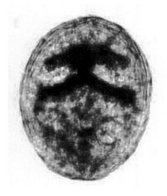

（a）华支睾吸虫囊蚴   （b）台湾棘带吸虫囊蚴

图 17.6　形态相似的囊蚴

17.2　异形吸虫病的分布与现场调查

（1）分布：异形吸虫的人体感染报道主要见于菲律宾、澳大利亚、埃及、以色列、印度、印度尼西亚、日本、朝鲜、韩国、中国，以及俄罗斯的西伯利亚、美国的夏威夷等。1964 年以来，我国广东、广西、福建、浙江、上海、江西、湖南、海南、安徽、湖北、新疆、山东、台湾等省（市、区）报道的人体感染病例达300 余例，早期报告的人体感染钩棘单睾吸虫、异形异形吸虫、镰刀星隙吸虫多发现于尸检。我国首次人体寄生虫分布调查（1988—1992 年）共发现异形吸虫病 241 例，其中 14 例已定种，包括横川后殖吸虫、高桥后殖吸虫和台湾棘带吸虫，而大多数仅在粪检时查出虫卵或因虫体微小而未能检获。这些异形吸虫病病例的分布为上海、浙江、新疆各 1 例，江西、湖南各 2 例，海南 9 例，福建 12 例，湖北 17 例，安徽 25 例，广东 171 例，全国感染率为 0.016%，估计全国感染人数约为 24 万。

（2）福建调查：第一次全国人体寄生虫分布调查结束后，1993—1995 年在龙海和南靖两地进行人体肠道蠕虫调查，粪检时查见类似华支睾吸虫的小型虫卵，对驱出的成虫和虫卵进行形态学观察，鉴定其为钩棘单睾吸虫，为国内人体自然感染钩棘单睾吸虫的首次报告。这次调查在龙海和南靖两县市共查 3867 人，查出携带本虫卵者 13 人，感染率为 0.34%。其中，汤头、东坑、霞兴、珩坑和沥阳 5 村的人群感染率分别为 0.50%（4/803）、0.36%（2/551）、0.38%（2/528）、0.41%（4/971）和 0.10%（1/1014）。13 例中有 9 例混合感染了华支睾吸虫，有 1 例混合感染了台湾棘带吸虫，单独感染者仅有 3 例。调查第二中间宿主麦穗鱼等 11 种鱼类共 344 尾，检出本虫囊蚴者有 125 尾，感染率为 36.3%，其中以麦穗鱼是感染率 53.9% 为最高，每尾阳性鱼平均含囊蚴 10.7 个；感染度最高者为草鱼，41.5 个 / 尾。

（3）广西调查：2000 年，何刚等报告在广西南部武鸣等 6 县 6 个点（村）对 3768 人进行肠道寄生虫调查，检出人体感染异形吸虫 34 例（0.9%）和华支睾吸虫 684 例（18.1%），在异形吸虫感染者中有 94.1% 混合感染了华支睾吸虫。调查第二中间宿主麦穗鱼、鳈鲅、斗鱼、白条鱼，感染率分别为 40.3%（83/206）、60.2%（109/181）、54.4%（62/114）、5.8%（12/206）。 将从自然感染鱼的身上分离出的异形吸虫囊蚴人工感染金黄鼠和大白鼠，在感染 7 ～ 14 天将其剖杀，在其小肠内检获 4 种小型虫，经形态学鉴定为异形异形吸虫、横川后殖吸虫、钩棘单睾吸虫和台湾棘带吸虫。2004 年，黎学铭等调查了华支睾吸虫病重度流行的两个村，检查居民粪便 415 份，其中阳性 58 份，阳性率 14.0%。对 35 例阳性者进行驱虫治疗，其中 25 例检出肠内异形吸虫，占 71.4%（25/35）；检出虫数 1 ～ 204 条。在光学显微镜下观察成虫，其特征为大部分虫体呈梨形，有的呈卵形，平均为 0.825 mm × 0.45 mm；具口吸盘和生殖吸盘，口吸盘位于顶端，平均直径为 0.055 mm；生殖吸盘位于虫体的中部，平均直径为 0.055 mm，具有 18 ～ 25 个如菊花瓣、呈扇形排列的小棘，长至虫体末端。在虫体中后部有一个圆形睾丸，平均直径为 21 μm；子宫位于虫体的后端，内含虫卵 20 ～ 80 个不等。根据其形态特征，鉴定为扇棘单睾吸虫。该虫自 1932 年 Katsuta 发现以来，菲律宾、泰国等相继报告病例，但我国未见人体感染报道。因此，此次为国内首次报告扇棘单睾吸虫人体自然感染及其流行区。广西自然环境非常适合多种鱼源性寄生虫繁衍，人口众多，又有吃鱼生的习惯，在华支睾吸虫病流行区多有异形吸虫的混合感染。

17.3 异形吸虫的致病性

异形吸虫病的临床表现因患者的免疫状态、营养状况、治疗时机、寄生虫数量、虫卵沉积部位以及是否有异位寄生等因素不同而异。虫数少时症状轻微或无明显表现；虫数多时可引起消化功能紊乱；如有异位寄生，则视虫卵沉积的部位而定。人体感染异形吸虫后最常见的症状有食欲不振、呕吐、腹泻和腹痛，腹泻为间歇性的，大便内带黏液，有时带血，可分为轻度感染、重度感染和异位损害。轻度感染者一般无明显的临床症状，偶有上腹部不适、消化不良、腹痛、腹泻等消化道症状；重度感染者出现厌食、消瘦、疲劳、剧烈腹痛等症状。异形吸虫虫卵和成虫虽微小，但对人体的致病性不可小觑。徐秉昆报告有 40% 左右的成虫可深入绒毛基部深处，或深入初膜下层。异形吸虫的虫卵可随血液沉积于脑、脾、肺、心肌等部位，其后果视沉积的器官、组织不同而有所差异。虫卵沉积于心肌及心瓣膜，可造成毛细血管栓塞或充血，患者可出现致死性心肌炎和心力衰竭；虫卵在神经系统沉积，可导致血管破裂而死亡，还可引起血栓形成、神经细胞及灰白质的退化等病变。菲律宾的许多心衰病例已经证实是异形吸虫引起的异位损害所致。成虫产出的虫卵能从坏死组织进入血管，随血液流至肝、心、肺，经大循环而到达各脏器组织，从而引起严重后果，甚至是死亡。因此，除肝脏外，各脏器组织若发现类似华支睾吸虫虫卵者，首先应考虑异形吸虫感染。

患者，女，52 岁，福建省闽侯县人，农民，因长期咳嗽、咳痰，并间断咳出血块、血丝痰以及稀便次数增多等求诊。入院检查：慢性病容，身体虚弱，表情淡漠，右肺叶可听见湿性啰音。影像学检查：右肺下叶有一处 3 cm × 4 cm 的病灶阴影。血常规：白细胞计数 5.9×10^9/L，嗜酸性粒细胞 27%。因怀疑寄生虫感染，特对右肺下叶病灶进行活组织病理切片检查，结果发现病灶组织为寄生虫性肉芽肿，并有大量透明或半透明、瓜子状的虫卵分布，周围组织充满嗜酸性粒细胞和巨细胞。组织内的虫卵大小为 30.5 μm × 17.5 μm，前端窄，后端钝圆，与华支睾吸虫虫卵相比，卵壳光滑，两侧对称，有的卵盖清晰但肩峰不明显,而与异形吸虫虫卵一致。患者因平时常到河、沟、水塘、洼地捕捞鱼、虾、田螺等食用而有较多的机会感染异形科吸虫,且虫卵随血液循环入侵肺脏。

17.4 病原的检测、鉴定与临床诊断

确定人体异形吸虫感染只能依靠尸检与活体组织寄生虫学检查或组织切片镜检,可能发现疑似异形吸虫虫卵。可根据成虫的外形、大小、体棘、内部器官的形态特征判断是否为异形吸虫。尽管异形吸虫虫卵与华支睾吸虫虫卵在形态上很相似,但由于解剖学上的原因,人体组织内(肝除外)不太可能找到华支睾吸虫虫卵。若当地异形吸虫较为常见,则应该考虑为异形吸虫。通常情况下,通过粪便检查确定是否为异形吸虫虫卵有一定的难度。即使粪检中见到这一类型虫卵,也常被误认为华支睾吸虫的虫卵。对于不易确诊的病例,可结合驱虫方法来确诊。驱虫前 1 ~ 2 天,须禁食粗纤维食物;驱虫前后可进行适当的导泻,驱虫后留置全粪洗涤淘虫。但是,由于异形吸虫的虫体很小,没有一定经验的人想通过驱虫检获成虫的难度也较大。在这种情况下,为减少漏诊与误诊,可以考虑粪便做水洗过筛沉淀法镜检复查,同时检查家猫粪便虫卵,必要时剖杀取猫肠内吸虫进行检查,或采集当地鱼塘、渠沟中小鱼身上的吸虫囊蚴进行检查。在检测鱼类感染的囊蚴时,常发现扇棘单睾吸虫囊蚴与华支睾吸虫囊蚴十分接近,前者囊蚴呈近圆形,排泄囊较小,偏于一侧;后者囊蚴呈椭圆形,排泄囊稍大于前者(表 17.1)。台湾棘带吸虫囊蚴的排泄囊具"工"字形特征,据此可与囊蚴为厚囊壁的东方次睾吸虫相区别。从各阶段宿主动物体内获得虫卵、成虫和囊蚴并做形态学鉴定,这样最容易反映出当地鱼源性吸虫的虫相,以确定人体感染的异形吸虫的种类。至于异形吸虫和华支睾吸虫两类吸虫的混合感染,就不易解决了。因此,了解一个地区动物的吸虫谱,对当地人体寄生虫病的诊断很有帮助。

异形吸虫寄生于宿主的肠道,虫卵随粪便排到外界,检查粪便发现虫卵即可诊断。但是,由于异形吸虫的虫卵与华支睾吸虫、后睾吸虫和微茎吸虫

等吸虫的虫卵形态很相似，且与灵芝孢子也难以鉴别，因此极易漏诊或误判。虫卵的常规病原学检查方法有粪便加藤法（图17.7）和水洗过筛沉淀法，所以，诊断异形吸虫病需结合患者的临床症状、是否到过流行区、有无生吃或半生吃淡水鱼史。另外，异形吸虫虫卵内部含有一个毛蚴，而灵芝孢子内部无细胞结构，可据此鉴别。

表 17.1　两类吸虫虫卵主要形态鉴别

鉴别要点	异形吸虫	华支睾吸虫
大小	（20～30）μm×（15～19）μm	（27～35）μm×（11.7～19.59）μm
形状	长卵圆形	后半部近圆形、前半部窄
肩峰	无	明显
卵盖	较平，常无明显突起	突出，两侧肩峰状
卵壳	壳面光滑，末端无点状突起	壳面不甚光滑，末端有一点状突起
卵内毛蚴	头部结构对称	头部左右结构略不对称

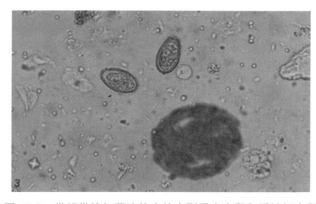

图 17.7　常规粪检加藤法片中的小型吸虫虫卵和受精蛔虫卵

 17.5 异形吸虫病疫源地各阶段宿主的传播与调查

我国从北到南均有异形吸虫的报道，其是一类分布广泛，种类繁多的小型吸虫。作为传染源的终末宿主有多种哺乳动物（包括人）和鸟类。异形吸虫的生活史基本相同，即需要螺、鱼两个中间宿主。由于对第一中间宿主淡水螺类的选择性较强，因此，当地第一中间宿主的种类直接影响到该地区异形吸虫的种类及种群分布，从而导致各地区异性吸虫的种类和种群有明显差别。在局部地区，如福建某些沿海地区，遍布河沟，往往养鸭和养鱼同时发展，家鸭在鱼塘中捕食小型鱼类，鸭粪则污染鱼塘，虫卵被鱼类吞食，造成鱼塘中异形吸虫种群的主体在"螺—鱼—家鸭"之间传递。而在我国广大的华支睾吸虫病的流行区，如果异形吸虫中某些可寄生人体的种类种群数量大，则在当地，人也可作为本病的传染源。产出的虫卵随终末宿主粪便入水，成熟虫卵在水中被第一中间宿主淡水螺类吞食；毛蚴在其体内孵出，历经胞蚴、雷蚴两代发育为尾蚴；尾蚴陆续从螺体内逸出，侵入第二中间宿主鱼或蛙体内，发育为囊蚴；人或动物食入生的或未煮熟的含囊蚴的鱼肉或蛙肉而被感染。感染方式：①生吃或半生吃含囊蚴的鱼肉或蛙肉；②切菜板生熟不分，导致感染期囊蚴污染食物；③食用烧烤的小型鱼类可导致相当数量的异形吸虫感染。流行病学调查的内容除了人群感染情况外，还应包括各种哺乳动物和常见的食鱼鸟类的感染情况，以及中间宿主淡水螺和淡水鱼的种类、分布与感染情况，常常能更准确地反映出当地寄生虫病的流行情况。

17.6 异形吸虫病的预防控制与治疗

异形吸虫病大多由生食或半生食含囊蚴的鱼肉或蛙肉所致，因此，预防异形吸虫病应抓住经口感染这一环节，避免食入活囊蚴是防治本病的关键。主要措施是做好宣传教育，使群众了解本病的危害性及其传播途径，自觉养成正确的饮食习惯。异形吸虫囊蚴对外界环境有较强的抵抗力，当鱼体温度维持在 50 ～ 100 ℃时，其体内的囊蚴仍可存活 100 ～ 180 分钟。鱼体在 — 20 ℃条件下冷冻 30 小时对囊蚴的活性无影响。因此，应注意饮食卫生，自觉不吃生食及未煮熟的鱼肉和蛙肉，改进烹调方法和习惯，注意生、熟食的厨具要分开使用，防止病从口入。应注意家禽和家畜异形吸虫病的防治，控制异形吸虫的自然种群数量，不要用未经煮熟的鱼喂猫、狗等动物，以免其感染上异形吸虫。加强粪便管理，避免未经无害化处理的粪便进入鱼塘，并结合农业生产清理塘泥或用药物杀灭螺蛳。患者用吡喹酮治疗，剂量为 15 ～ 25 mg/kg，每天 3 次，连续服用 2 ～ 7 天。

18 植物根茎生吃要洗净
——预防荸荠、菱角传播的姜片吸虫病

荸荠、菱角这一类水生植物，既可作为水果，又可入菜，既可熟食，也可生吃，但是，生吃却可能感染姜片吸虫病。

六一儿童节是孩子们最高兴的日子，可是，有一所学校的小朋友们在欢欢喜喜过完节日之后，却经常诉说肚子痛，不爱吃饭，上课精神不集中，成绩下降，老师和家长们都担忧起来，纷纷查找原因。恰巧这时候学校开展儿童健康普查，在一些小朋友的粪便中发现了姜片吸虫虫卵。这种虫卵是人体寄生虫中最大的一种，其成虫寄生于人的小肠，虫体也是吸虫中最大的。新鲜的虫体呈肉红色，长 20 ～ 75 mm，宽 8 ～ 20 mm，具口吸盘和腹吸盘，为附着器官，与其他寄生虫一样，身体内最发达的是消化系统与生殖系统，为摄取宿主的营养和繁育后代所需。因为形如姜片，故以其形态特征命名为姜片吸虫。

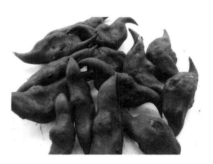

（a）菱角

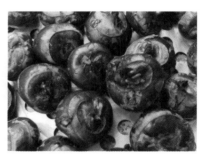

（b）荸荠

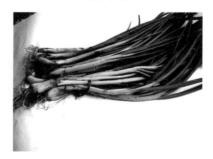

（c）葱头

图 18.1　易携带姜片吸虫囊蚴的食物

　　姜片吸虫是一种人和动物（主要是猪）共患互染的寄生虫。成虫产的卵随粪便排出，若施粪肥或放养猪将粪便直接排在野外并流入池塘，则虫卵孵出的毛蚴侵入扁卷螺等体内，发育成尾蚴后不断逸出，附着在各种水生物的根茎上，形成白色、黄色的囊蚴。若未将荸荠、菱角等水生物洗净而直接食用，姜片吸虫囊蚴便可感染人体（图 18.2）；此外，装这些物品的用具被污染、饭前没有洗手也是感染姜片吸虫病的一个原因。

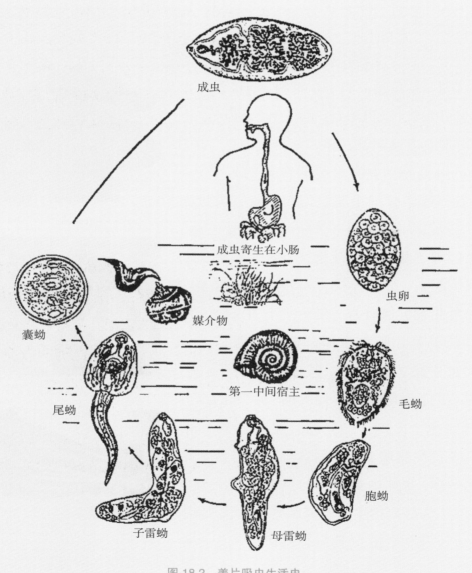

图 18.2　姜片吸虫生活史

寄生在十二指肠的姜片吸虫的致病作用主要是吸取营养、机械损伤与分泌有害的代谢产物。其虫体大，吸附力强，可引起黏膜的炎症、出血、水肿、溃疡，导致腹痛、腹泻、恶心、呕吐、营养和发育不良、消化功能紊乱等。诊断以检查粪便中的姜片虫虫卵为依据，该虫卵大达 130 μm，易于识别。

治疗以吡喹酮效果最好，5～10 mg/kg 剂量即可达到 90% 以上的驱杀率。病猪则以 30 mg/kg 顿服治疗。

预防办法：加强粪便管理，特别是猪应圈养，并防止猪粪流入池塘、河沟；荸荠、菱白等水生物食用前应洗净、去皮、煮熟。这样才能切断感染途径。

19

生吃贝类海产品，
感染徐氏拟裸茎吸虫病

成虫椭圆形，大小为（325～500）μm×（225～325）μm，平均为420 μm×280 μm；口吸盘大，体中部有一腹凹；睾丸2个，圆形，左右对称；腹吸盘在睾丸下方；子宫盘在体中部，宫内充满虫卵（图19.1）。虫卵椭圆形，灰白色，壳薄透明，前端有一卵盖，大小仅为（20～25）μm×（11～15）μm，易被误认为气泡或粪渣。成虫每天产卵仅2～84个，若感染不重，则粪检不易查到虫卵。该虫的终末宿主为候鸟，中间宿主为牡蛎。虫卵孵出幼虫后，附着在牡蛎等软体与贝壳结合部的被膜表面，发育成后尾蚴，不结囊，肉眼即可见成群寄生（图19.2）。人和鸟类感染是因生食或半生食附着有该虫的牡蛎（图19.3）。临床表现：主要为胃肠道症状，有腹痛、腹泻、消化不良，还可伴有发热、食欲下降、体重减轻、虚弱

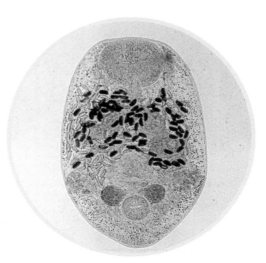

图19.1 徐氏拟裸茎吸虫成虫

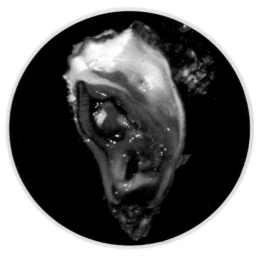

图19.2 牡蛎肉上的白点状蚴虫

等。血常规：嗜酸性粒细胞 3% ～ 12%，血清和尿淀粉酶增高，血清碱性磷酸酶活性上升。在粪便中查出虫卵即可确诊。因虫卵比华支睾吸虫卵小且壳薄透明，故极易被误认为气泡，应注意鉴别。治疗用吡喹酮 10 mg/kg，顿服。预防措施主要为不吃生的或未熟的牡蛎肉及其制品。

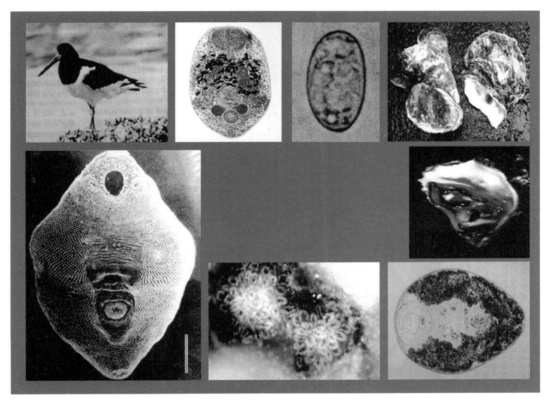

图 19.3　徐氏拟裸茎吸虫生活史

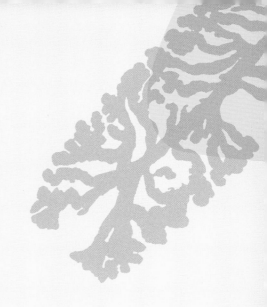
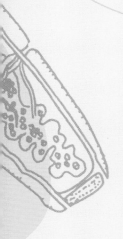

第四篇 | 绦虫篇

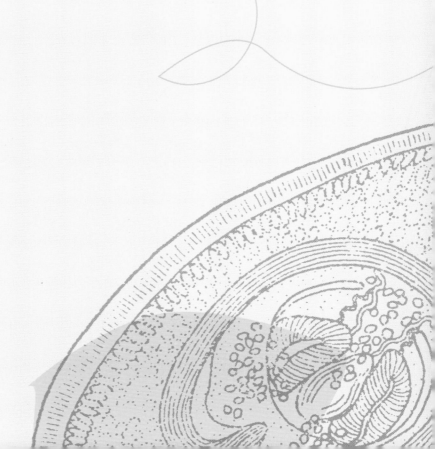

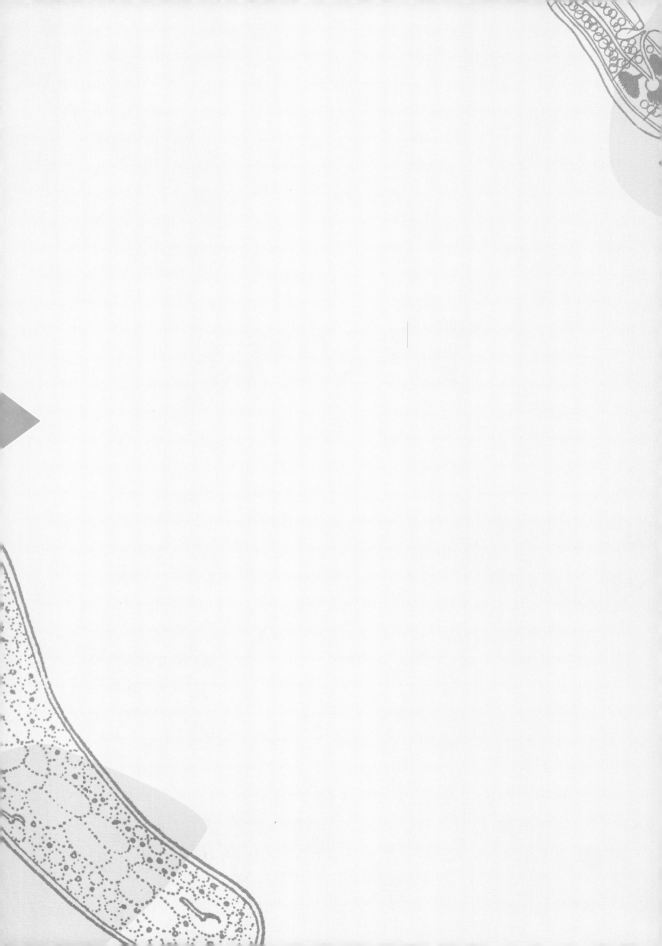

20

一虫致两病，
吃猪肉患猪囊尾蚴病与猪带绦虫病

20.1 一虫致两病——猪带绦虫病与猪囊尾蚴病

猪带绦虫病和猪囊尾蚴病都是由猪带绦虫引起的，这两种病症是猪带绦虫发育史中不同阶段引起的不同危害及不同表现。猪囊尾蚴病是宿主（人或猪）吞食猪带绦虫卵引起的，而猪带绦虫病是囊虫引起的，两者的关系是上、下游关系，所以虽然是两种不同的疾病，但许多患者身上同时存在这两种病。猪带绦虫卵，圆形、大小仅 31 ～ 43 μm，浅黄色，含六钩蚴，卵膜较厚，而且有波浪状放射条纹。虫卵被人或猪吞食后在十二指肠经 1 ～ 3 天，六钩蚴破膜而出并钻入肠壁，经血液或淋巴循环至身体各处，以肌肉与脑组织内为多；经两个月发育为成熟的囊尾蚴，从而引起猪囊尾蚴病。本病依部位可分为皮下肌肉型、眼型、脑型、心肌型和脊髓型；依发病时间可分为急性期与慢性期。其中，以慢性期出现结节（大小、分布不等）的皮肤肌肉型，以及引起癫痫、颅脑高压、瘫痪等的脑型最为常见，且脑型更为严重，血常规以白细胞和嗜酸性粒细胞明显升高为特点。猪是猪带绦虫最适宜的中间宿主，此外，野猪、犬、骆驼、狼，甚至小鼠也可被感染。猪带绦虫囊尾蚴被人食入后，在胃酸、胆汁的作用下，虫体的头节外翻，以头顶的小钩与 4 个吸盘附着在肠壁上，经 2 ～ 3 个月发育成熟，长成白色、由无数节片组成的长达 2 ～ 4 m 的带状虫子，吸取宿主营养，引起腹痛等症状，即猪带绦虫病。

猪带绦虫病相较于猪囊尾蚴病，危害性要低得多，但是在许多情况下也可引起猪囊尾蚴病。在猪囊尾蚴病感染的 3 种方式中，除吞食被虫卵污染的蔬菜、瓜果的外源性感染外，其余的两种都是由绦虫病引起的。患者剧烈恶心、呕吐时，肠胃的逆蠕动可使绦虫孕卵节片逆行至胃内从而引起内源性自身感染。患者粪便中的虫卵排出后散落于内裤或床单，感染手或食物，虫卵入口可引起另一种方式的外源性自身感染。所以，猪囊尾蚴病患者中约有60%患者有绦虫病。询问病史，患者多有不时随粪便排出白色节片的历史，而且易发生反复感染，所以病情比外源性感染者严重。1980年前，我国本病流行较为严重，部分地区猪肉囊尾蚴检出率高达10%～30%。截至20世纪90年代，全国有32个省（区、市）报告了囊尾蚴病病例，大多散在发生。20世纪80—90年代，中国各地陆续通过IHA、ELISA等免疫学方法开展人群囊尾蚴病患病情况调查，结果显示人群囊尾蚴血清阳性率为0.04%～31.28%。调查云南（4516例）、河北（3118例）、黑龙江（1040例）囊尾蚴病住院病例共8674例的临床类型构成比，其中，脑型占90.95%，单纯皮肌型占4.29%，混合型占4.28%，其他型占0.38%。年龄以15～50岁居多，占56.82%，男性（60.06%）高于女性（39.94%）。2015年，WHO认为，世界上30%的癫痫病由猪囊尾蚴引起。

20.2 常吃肉包子吃出猪带绦虫病

　　福建省的母亲河——闽江，在临近福州30千米的闽侯县分为南北两支，南支即乌龙江。而"福州—厦门"是全省南北交通的主动脉，乌龙江则横亘在这条线路上。在乌龙江大桥修建之前，两岸的往来均有赖于轮渡来实现，而码头上的检查站则成为"一夫当关，万夫莫开"的关卡。检查站的工作人员较少，居住地远，还要值班，所以，午饭大多在检查站边上的餐馆凑合一顿。其中，有几位工作人员常常到一家肉包店买几个肉包作为午饭。久而久之，他们越来越消瘦、疲乏无力，总以为是劳累与休息不够引起的。某一天，一位工友在其粪便中发现几节白色麦片样的虫子，即到医院诊察，粪检发现了绦虫虫卵，且形态特征与猪带绦虫虫卵相同。这一发现引起了同事们的警觉，纷纷到医院检查，结果又发现了3位阳性病例。那么，他们感染的是一种什么样的寄生虫呢，与吃肉包又有什么关系呢？

　　绦虫属扁形动物门，绦虫纲，能感染动物的绦虫已发现的有一千多种，但能在人体内寄生的只有环叶目和假叶目的十几种，其中危害大而常见的为猪带绦虫（图 20.1）。其生活史中需要一个中间宿主和一个终末宿主，猪、野猪和人可以作为中间宿主，而人是唯一的终末宿主。猪带绦虫全长 2 ～ 4 m，由头颈及近 1000 个体节组成，呈一扁形长带。人吞食含有囊尾蚴的未煮熟猪肉后即可被感染，囊尾蚴在小肠中逸出附着，经 3 个月发育为成虫。在一些特殊情况下，如逆呃、呕吐等，孕节的虫卵可逆行至胃部，在胃酸的作用下孵出六钩蚴，进入血流，引起自身感染性猪囊尾蚴病。猪带绦虫病通常引起腹痛、消化不良等胃肠道症状，而猪囊尾蚴病则可因寄生部位的不同而引起各种各样的症状，严重的可引起偏瘫、失语、失明、癫痫等脑部受损症状。寄生于体内的绦虫体节中多为含大量虫卵的孕节，成熟的孕节常随粪便排至体外，患者可因不良的卫生习惯吞食被自己排出的虫卵污染的食物而形成自身感染。排出的虫卵被猪吞食后在胃酸作用下孵出幼虫，因头部有 6 个钩，故名六钩蚴；六钩蚴可在肌肉发育为感染性幼虫——囊尾蚴。含有寄生虫幼虫的猪肉即"米猪肉"，人吃了米猪肉就会感染绦虫病和猪囊尾蚴病，其中，猪囊尾蚴病的危害程度远大于绦虫病。

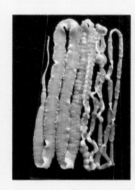

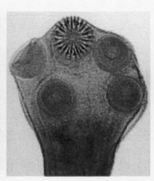

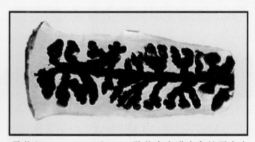

孕节（gravid proglottid）
墨汁注射标本

孕节中充满虫卵的子宫向
两侧分支，每侧约 7~13 支。

（a）成虫 （b）头节 （c）孕节

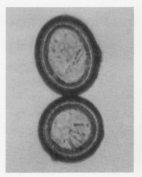

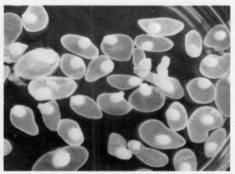

（d）虫卵 （e）囊虫

图 20.1　猪带绦虫

那么，患者的虫卵如何感染猪呢？某些地方将厕所和猪栏建在一起，称之为"连茅圈"，人住在楼上，猪关在楼下，这样，患者排出的含有猪带绦虫虫卵的粪便或污染物就很容易被猪吞食。若人们在野外随地排便，则患者粪便中的猪带绦虫虫卵就会散布于野外；当放养的猪觅食时就有可能吞入虫卵。猪感染虫卵后成为猪带绦虫的中间宿主并发病，表现为消瘦、营养不良、发育不良，甚至死亡。若检疫不严格或某些肉贩子唯利是图，米猪肉可被出售，或被制成大块的腌肉、卤肉，或被做成肉包。若这些猪肉没被彻底煮熟，人吃下后就会感染猪肉绦虫病（图 20.2）。另外，厨房用具，特别是刀具、砧板不分生熟混用或没经常擦洗，就容易引起交叉感染，导致囊虫或虫卵被人吞食。当然，这些感染多发生在经常进食此类食品的人，偶然进食就被感染者虽然也有，但概率小得多。

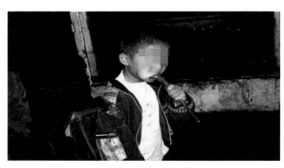

图 20.2　食烤猪尾巴的小孩

20.3　囊虫病是一种什么样的病症

猪带绦虫虫卵随食物或某种原因进入人体胃肠道后，在胃酸和消化酶的作用下，24 ～ 27 小时内卵内幼虫（六钩蚴）破壳而出：一部分在小肠内寄生并发育为成虫，即猪带绦虫病；一部分幼虫可经血液循环分散到身体各组织（以皮下、肌肉、脑组织等处为多），引发皮下结节和疼痛；此外，寄生在颅脑的囊虫可因占位性压迫而引起头晕、头痛，甚至偏瘫、失语等严重后果。

20.3.1　脑囊虫引起抽搐

患者，女性，15 岁，四川省甘孜州丹巴县人，2006 年因全面强直性阵挛性抽搐而就诊。影像学检查：存活的幼虫囊肿（小囊泡期）。特征：囊液清亮，有一古怪的结节（头节），可出现轻微的宿主免疫应答或无宿主免疫应答；后期可出现胶质样、结节性/颗粒状、钙化肉芽肿，提示幼虫已死，包囊形成。

小囊泡期典型MRI表现：在所有MRI序列上，该囊性病灶与脑脊液等信号，无增强及水肿；幼虫死亡进入包囊晚期则出现水肿。

20.3.2　巨大脑囊虫引起颅内高压

患者，女，34岁，因突然性头痛、呕吐5小时于2005年5月7日入院。患者半天前无明显诱因突然出现头痛、呕吐，于当地医院诊断为"脑积水"，给予甘露醇对症治疗，症状缓解。查体：嗜睡，双侧瞳孔等大等圆，对光反射灵敏；肌张力正常，四肢肌力均为V级，双侧巴宾斯基征阴性。间接血凝试验阳性。血常规：嗜酸性粒细胞增加。术前诊断：脑囊虫。急诊行囊状物摘除术，先行枕角脑室穿刺并置引流管，术中见一完整的半透明囊，约5.0 cm×4.0 cm大小，其中可见一结节，呈灰褐色，将其完整摘除。囊液为水样，镜下可见头节。病理诊断：脑囊虫。

根据发生的部位及时期，脑囊尾蚴病分为脑实质型、脑室型、脑膜型和混合型，其中以脑实质型最为常见；脑室型一般较大，大多单发。有学者认为这是囊虫在脑室内的生长缺乏限制及过度水肿所致，并且大多出现在第四脑室，位于侧脑室者极为少见。脑囊虫阻塞室间孔可导致脑积水、脑室变形、脑脊液循环障碍、颅内压增高；同时，脉络丛受囊虫分泌毒素的刺激，脑脊液分泌增加，患者的颅内压进一步升高。脑实质型按病期又分为急性型（脑炎型、囊泡型、多发环形或结节强化型）和慢性钙化型。

（1）脑炎型：CT示脑白质弥漫性水肿，低密度，灰白质分界不清，其间可见小囊样低密度影（图20.3）。

（2）囊泡型：CT示单发或多发性囊样低密度影，有的小囊中央可见高密度头节；MRI表现为脑皮质区有单个或多个散在分布的圆形或椭圆形小囊，T1WI呈低信号，T2WI呈高信号，囊壁内部可见偏心点状囊虫头节。

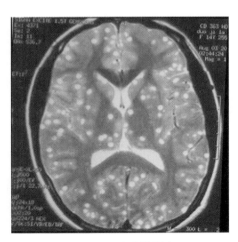

图20.3　脑囊尾蚴病

（3）多发环形或结节强化型:CT示多发结节样低密度影,病变周围水肿明显;增强扫描显示多发结节或环形强化,两者可单独出现或并存。

（4）慢性钙化型:CT显示脑实质内多发或单个钙化病灶,直径1～4 mm,有的囊壁部分或全部钙化。

（5）脑室型：多发于第三和第四脑室,CT示脑室扩张,内有卵圆形囊性低密度区,CT值近似脑脊液,囊内可见小圆点样高密度灶,为脑囊虫头节。

（6）脑膜型:CT与MRI多显示脑积水表现,增强扫描后可见不同程度的脑膜强化。

（7）混合型：多为两型或三型同时存在或急、慢性期的混合表现。

总之,CT显示囊泡和钙化的效果较好,而MRI能发现细小病变和与脑质等密度的变化。

20.4 猪囊尾蚴病主要临床表现与诊断原则

（1）临床主要表现：①癫痫反复发作;②颅内压增高;③脑膜炎症状;④精神障碍。

（2）诊断原则：①患者来自绦（囊）虫病流行区,并有排绦虫节片或吃米猪肉史;②有相应的临床表现和体征;③皮下、肌肉或眼内结节,活检检出囊虫;④免疫血清学检查阳性,包括血清、脑脊液IgG抗体双阳性或脑脊液猪囊虫头节抗原（Cysticercosis scolex antigen,CSAg）阳性;⑤头颅CT或MRI显示囊虫影像。

20.5 治疗和预防

20世纪70年代发现吡喹酮是其特效药。吡喹酮如广谱抗生素一样,为广谱驱虫剂,具广谱、高效、安全、简便等优点。尤其是吸虫和绦虫类,如血吸虫、肺吸虫、肝吸虫,猪（牛）带绦虫等,吡喹酮对其成虫和幼虫均有良好的杀灭效果。吡喹酮对猪带绦虫病的驱除剂量为10 mg/kg,顿服即可;对猪囊尾蚴病的治疗剂量为一天 20 mg/kg，9 天为一个疗程。另一种特效药为阿苯达唑，剂量为一天 20 mg/kg，10 天为一个疗程；多数患者应用 1 ～ 3 个疗程即可治愈，但严重者需增加 1 ～ 3 个疗程，每个疗程间隔 1 ～ 2 个月。此药比较安全，不良反应少。

治疗原则：①需住院治疗；②对于眼内囊虫，应先行手术取虫，再用药物杀灭遗留的虫；③治疗时应根据病情需要，考虑同时降颅压、抗癫痫，应用肾上腺皮质激素等药物或其他对症药物；④若治后癫痫仍发作，但猪囊尾蚴病的病灶已钙化且血清检查结果为阴性，则可只进行抗癫痫治疗而不给予杀虫治疗。

在药物的作用下，虫体临死时挣扎加上死后虫体分解，可引起异性蛋白反应，常因脑水肿导致颅内高压等严重反应，故治疗须住院，在医生的关注下用药。一旦发生严重反应，须给予甘露醇、高渗葡萄糖、激素类药物对症降颅压并加强护理。

有些地区虽然没有生吃或半生吃猪肉的习俗，但人们可因经常吃肉包、扁肉等猪肉食品而被感染。若检查和监督不严，米猪肉因价格便宜而在市场出售，被制作成猪肉制品，不易被人发现。长此以往，难免有一些未完全熟透而被人食入。因此，本病的预防措施主要是：提高人们对疾病的认知，养成正确的饮食习惯，不吃有病的猪肉；肉制品要煮熟煮透，防止病从口入；严格生猪的定点屠宰，加强猪肉的检疫和病猪、病肉的强化处理。近几十年来，随着大规模、集中化养猪场的建立和普及，放养和散养猪越来越少，加上检疫的常规化和养育周期的缩短，猪带绦虫病从多方面、多角度得到了减轻和控制，逐渐成为仅在个别边远地区残存的罕见病。

21 生吃蛇、蛙或蝌蚪导致曼氏裂头蚴病

21.1 脑型裂头蚴病例

21.1.1 头痛、昏厥

患者,女,18岁,福建省龙岩市人,在高中学习时曾有吃蛙、蛇和喝生水史。2006年7月突然头痛晕倒,不省人事。经头颅CT和MRI检查,发现脑内有大块病灶,诊断为"脑肿瘤"。先后在广东和福建住院治疗;后经会诊和裂头蚴血清抗体检查,将诊断更正为"曼氏裂头蚴病";经吡喹酮治疗3个疗程(第一疗程,每天210 mg/kg,4天,共6400 mg;第二疗程,每天210 mg/kg,7天,共6400 mg;第三疗程,每天320 mg/kg,10天,共12800 mg)后,头痛、昏厥等症状消失,头颅CT和MRI复查结果显示病灶一次比一次缩小,但虫体仍存在,并移动至右脑浅层(图21.1和图21.2)。

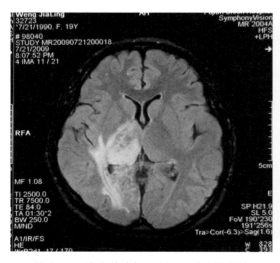

图 21.1 治疗前头颅 CT 显示裂头蚴病灶

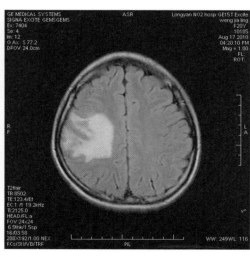

图 21.2 第三疗程后 MRI 显示病灶仍存在

21.1.2 抽搐、昏厥

患者，男性，15 岁，重庆大足县人，2006 年 3 月突发四肢抽搐、浑身颤抖并昏厥。患者在县市各大医院检查、治疗，但未查出病因；转院到某三甲医院，进行了多项检查、多次会诊，结果依然是"病灶特征模糊、发病原因不明"，遂决定通过外科手术探查。令大家没有想到的是，术中在脑内的一个黄豆大小且质地较硬的病灶内竟取出了一条长达 9 cm、扁面条样的东西，经寄生虫病专家鉴定为曼氏迭宫绦虫的裂头蚴。

21.1.3 剧烈头痛

患者，男，42 岁，广东梅州人，2006年 9 月因剧烈头疼就医，检查之后未查出病因；转送至广东省某三甲医院，检查结果提示为脑型裂头蚴病（图 21.3）。询问病史得知，患者曾为治严重的肩部骨质增生，根据寻求到的"民间秘方"生食野生的青蛙。

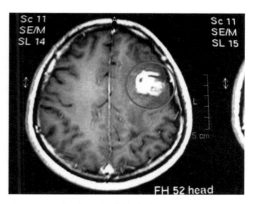

图 21.3　颅脑影像学检查发现的裂头蚴病灶

21.1.4 反复抽搐

患者，男性，35 岁，广东省河源市人，2002 年 11 月 5 日因反复抽搐 3 年被收住入院。入院前 MRI 检查提示"左额部胶质瘤"，活检提示"左额部炎症"；入院一周后在全身麻醉下行左额肿瘤切除术，术中发现左额脑组织水肿较明显，病变脑组织质地较硬，用活检钳取出病变脑组织时见一条 300 mm × 0.6 mm 活虫，诊断为脑寄生虫病。术后经第一军医大学寄生虫学教研室专家鉴定为曼氏裂头蚴。询问病史，患者喜食蛇、猫、青蛙、生鱼片等。经抗绦虫药物治疗（吡喹酮 1.5 克/次，一天一次，连用 5 天），痊愈出院。

21.1.5 头痛伴癫痫反复发作

江西省抚州第五医院医生姜明春（2011 年）在 2007 年 12 月—2011 年 4

月共收治脑裂头蚴患者 4 例，年龄 7 ~ 32 岁，病史从一个月至 4 年 8 个月，该组患者病程中均有头痛（伴或不伴恶心、呕吐），均伴有癫痫反复发作，其中轻度偏瘫一例、发热一例、嗜酸性粒细胞增高一例。4 名患者均行头颅 CT 和 MRI 检查：头颅 CT 平扫均显示额顶叶低密度灶伴周围水肿，增强检查显示不规则或点状增强，均无明显占位效应；MRI 显示不规则片状异常信号灶，边界不清；造影后出现异常强化灶，2 例增强后可见环形、串珠样强化的虫体横断面。术前影像学检查诊断一例为"星形细胞瘤"、一例为"炎性肉芽肿"。4 名患者在开颅手术中均发现白色较韧的线条状虫体，手术切除虫体及周围炎性肉芽肿后临床症状均有明显改善，术后未出现偏瘫、失语等并发症；术后随访 12 ~ 40 个月，4 名患者均恢复正常生活和工作，头痛消失；3 例癫痫者服用卡马西平 12 个月，停药未再发作，一例术前轻偏瘫者肌力恢复正常。4 名患者的术后病理学分析均确诊为脑裂头蚴病。

21.2　眼及皮下型裂头蚴病

21.2.1　皮下、眼睑肿块

患者，男，18 岁，福建省建阳市人，2001 年 11 月左面颊长了一核桃大的疖肿，某乡村医生说需用青蛙肉敷贴才能治愈，特捕捉一只拇指大的小青蛙，去除内脏后直接敷贴在病灶部位 5 ~ 6 小时。不久，疖肿消失，自认为治愈；2 ~ 3 天后又在原部位长出一个食指大的肿块，不痛不痒不红，与原疖肿有红、肿、热、痛不同；10 天后肿至茶杯大小。先后到武夷山、建阳、南平、福州等地的十几家大小医院就诊，诊断为毛囊炎感染、血管性水肿等；前后用先锋霉素、氯霉素、甲硝唑、地塞米松和中草药等口服、注射与敷贴，不但未见好转，而且肿块从面颊游走至左眼睑上方，内外侧各一个。2002 年 3 月 26 日患者至某医院就诊，经检查，左眼睑上方两侧各有一个肿块，内侧肿块鸡蛋大、质硬、边界不清，外侧肿块仅拇指大、质软，3 小时前刚出现。根据肿块性质和游走的特性，以及 4 个月前病灶部位曾用活蛙肉敷贴，临床诊断为曼氏迭宫绦虫裂头蚴感染，建议立即对新出现的肿块予以手术切除及取虫鉴定。当天下午，手术切开肿块，取出一条长 0.7 cm、宽 0.2 cm 且不断伸缩活动的裂头蚴。为清除患者体内可能留存的裂头蚴，在术后加用吡喹酮杀虫治疗，剂量 75 mg/kg，每天 3 次，连用 4 天；治疗后肿块消失且未再出现，证明已治愈。

21.2.2　眼球突出

患者，男，45 岁，2000 年 9 月 8 日因右眼球突出伴红肿、胀痛 6 周就诊。患者无畏寒发热，无复视，无明显视力下降等，先后就诊于 3 家医院，用青霉素及先锋霉素 V 号治疗无效，而用泼尼松注射可减轻症状，停药一周后复发；同年 8 月下旬在某医院行眼部 CT 检查，提示"右眼眶外上方炎性假瘤"。眼科检查：双眼视力均 1.0，右眼睑轻度水肿，无包块、结节，右眼突出约 14 mm，左眼突出约 11 mm，右眼球结膜外上方局限性充血水肿，屈光间质透明，眼底正常。患者多次就诊，医生反复追问病史，其诉同年 6 月下旬因双眼红肿多天，于晚上用活青蛙皮敷双眼两天，一周后双眼红肿消退。2000 年 12 月 11 日在局部麻醉下行右眼外上方结膜隆起处切开，取出长约 45 mm、宽约 2 mm 的白色带状物而治愈，病理检查确诊曼氏裂头蚴病。

这是湖南省浏阳市李建芬于 1980—2000 年收治的 6 例曼氏裂头蚴致眼球突出患者之一。在 6 例裂头蚴致眼球突出病患者中：右眼发病者 4 例，左眼发病者 2 例，全部为单眼发病；20 岁以下 1 例，20～40 岁 3 例，40 岁以上 2 例；病程 3 个月以下的 1 例，3～6 个月的 2 例，6～12 个月的 3 例；患者全部为农民；外院诊断为炎性假瘤者 4 例、眼眶蜂窝组织炎者 2 例。全部病例均在手术切开取出全部裂头蚴虫体后痊愈。

21.2.3　眼眶肿块

患儿，男，2 岁，福建省福安市人，2006 年 7 月头部眉间区长一疖肿，因疼痛难忍，家长按乡村医生的偏方抓来两只小青蛙，去除内脏捣碎后直接敷贴于患处。数小时后疖肿破溃流脓，次日消退愈合；第 3 天，原部位出现一黄豆大小的肿块，因无肿痛、瘙痒，当时未引起重视；半年后，眉间区再次出现

3 个散在肿块，随后右眼眼眶内也出现一个肿块。患儿就诊于当地某医院，查体：鼻根部眉间区及右上眼睑内侧可触及多个蚕豆大小的结节，活动度尚好。手术切开肿块，取出 3 个囊包，各囊包内分别取出一条白色面条样虫体。病理切片提示"鼻根部寄生虫结节伴化脓"。后来，右眼眼眶内新发一肿块，无肿痛，边界清，肿物结节位于皮下，双眼睑无红肿，球结膜无充血，角膜透明，无眼球突出，眼球活动度好眼眶CT 检查提示"鼻根部及右眼眶多发软组织占位病变"。经病史调查，嘱患者家属到原敷贴青蛙捕捉地捕捉青蛙 20 只，经鉴定为泽蛙，并在其中 3 只身上检出裂头蚴。根据患儿前病灶部位曾用活蛙肉敷贴、肿物性质和游走的特点、已取出的虫体以及青蛙感染情况，诊断为曼氏迭宫绦虫裂头蚴感染，并建议对新出现在眼眶内的肿物予以手术切除并取虫鉴定。3 月 26 日，手术取出一囊包，直径约 1 cm，内有一条白色、长约 0.65 cm、宽约 0.20 cm、头节完整、伸缩能力较强的裂头蚴。为清除患者体内可能留存的裂头蚴，术后加用吡喹酮（60 mg/kg，3 次/天）进行杀虫治疗；服用两个疗程后复查。

21.2.4　皮下游走性肿块

患者，男，11 岁，福建永泰县人，1999 年 2 月在背部左肩胛下方 10 cm 处的皮下发现一核桃大小的肿块，有压痛感；一年后，此肿块由左肩胛下方游走至右腹股沟上方皮下 3 cm 处，肿块大小 3 cm×0.5 cm，周围有红、肿、热、痛等炎性反应；2000 年 3 月 26 日，因瘙痒抓破肿块，一条白色的虫子从抓破处钻出。虫体头端扁圆，体呈链状，在生理盐水内不断伸缩，经鉴定为曼氏迭宫绦虫裂头蚴。查体：患者消瘦，体重 20 kg；耳后、颈部淋巴结可触及，心肺无明显异常，腹软，肝脾无肿大；右腹股沟上方有一抓破的小肿块，周围有明显的炎性反应，且有多处抓痕。治疗：给予吡喹酮，75 mg/kg，每天三次，连用 4 天；一个月后复查肿块消失，且不再发现新的肿块。

21.2.5 皮下皮疹、包块，奇痒

患儿，女，6岁，河南漯河市人，2006年8月听信民间偏方"喝活蝌蚪可以去火"；随后出现不明原因的持续高热，达40 ℃，曾在当地应用各种抗生素治疗，但无效；十几天后胸前、背后出现皮疹、包块，大小与乒乓球相近，奇痒，遂至郑州某医院就诊。B超：双侧胸腔积液。骨髓细胞学检查：嗜酸性粒细胞比值增高，占25.25%。血常规：白细胞计数$13.9 \times 10^9/L$，中性粒细胞32%，淋巴细胞32%，嗜酸性粒细胞32%。同时喝蝌蚪的还有患儿的爷爷、表妹，随后也出现了同样的临床表现。2006年10月，对漯河市召陵区6个村的不完全调查显示，在4—7月间就有25人吞服过活蝌蚪，吞服量为5～200个，年龄4个月～58岁，其中以青少年居多，有20人，占80%；多数表现为皮肤肿块。

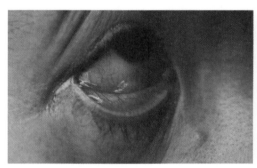

图21.4　寄生在结膜下方的裂头蚴病灶

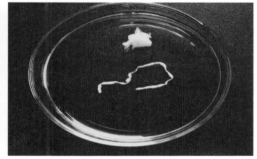

图21.5　从眼结膜病灶内取出的裂头蚴

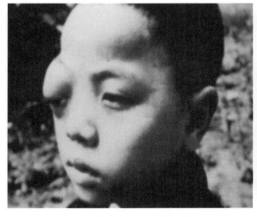

图21.6　裂头蚴移行至右眼皮下

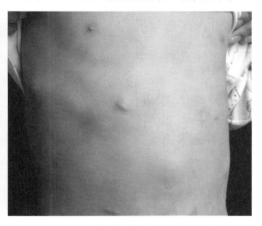

图21.7　裂头蚴移行引起皮下结节

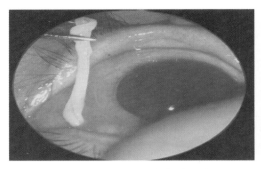

图 21.8　寄生在眼结膜内的裂头蚴

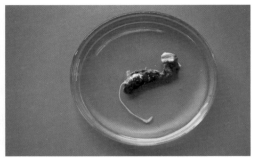

图 21.9　腹下结节取出的裂头蚴

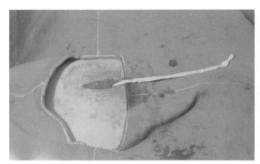

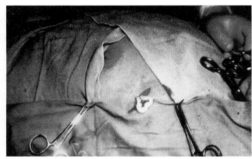

图 21.10　身体不同部位手术取出的裂头蚴

21.3 人体寄生曼氏裂头蚴超过 36 年

患者，男，52 岁，福建省寿宁县人，1973 年时年 15 岁，因前额中央长一疖肿，父母按当地习俗捕捉活蛙，去除内脏和皮肤，将蛙肉敷贴于疖肿处消肿消炎，且每两天更换一只活蛙。因其疖肿较大，故前后敷贴了 12 天，使用了 6 只活蛙，疖肿才慢慢消失。但不久后，其额头和右眼周围组织出现胀痛和蚁爬感。1974—1975 年，其眼睑多次发炎，红肿胀痛，滴入眼药水后，会动的膜状物随眼泪流出眼睑才消肿。2003 年 2 月 28 日，右眼左上角长一肿块，黄豆大小，半年后增大至拇指大，且蚁爬感随肿块增大而愈加明显，遂至福建某三甲医院眼科就诊；将肿块切开后发现一条白色的带状虫体，长 1.5 cm，宽约 2 mm，福建医科大学寄生虫病教研室鉴定为曼氏迭宫绦虫裂头蚴。2005 年 7 月，其右眼结膜又开始发炎，红肿疼痛，滴入氯霉素眼药水第 3 天，从右眼角随眼泪流出一段白色的膜状异物，患者随即用竹筷将其夹至水中，发现其和蚯蚓一样能够不断伸缩活动，经鉴定仍为曼氏迭宫绦虫裂头蚴。2008 年 10 月，其右眼下方近鼻梁处又长出一个食指大的肿块，缓缓长大，有压痛和蚁爬感，手术切开又取出了一条白色带状会伸缩的虫子，依然鉴定为曼氏迭宫绦虫裂头蚴。2009年春节后，其右眼结膜下方再次长出一个肿块并有蚁爬感，不断增大，不适加剧，蚁爬感明显，遂到省疾病预防控制中心诊治。其右眼球结膜左下方与巩膜交界处有一个 2 cm×1.3 cm 的肿块，周围轻度充血，触摸后自觉蚁爬感明显。根据病史、症状和体征，临床诊断为曼氏裂头蚴病，并立即对肿块进行手术剥离并取虫。肿块剖开后发现一条扭成一团的带状虫体，将虫体置于生理盐水中，其能不断伸缩活动，大小为 5.5 cm×0.6 cm；前端头节稍膨大，体部不分节，但横皱纹明显，鉴定为曼氏迭宫绦虫裂头蚴。曼氏裂头蚴经伤口感染是致病的主要途径。经详细询问，患者在1973年因前额疖肿敷贴过 6 只活蛙，之后无再次敷贴活蛙史，从眼睛周围手术或自动爬出的裂头蚴均为 1973 年敷贴活蛙感染所致，说明该虫在体内至少存活了 36 年。36 年是有文献资料记载的曼氏裂头蚴在人体组织内存活的最长时间。

21.4 裂头蚴病分布、病原及生活史传播

1882 年，孙中山先生的良师益友英籍医师曼森在厦门首次报告了曼氏裂头蚴的人体感染病例。本病是由曼氏迭宫绦虫（*Spiro metramansoni*）的幼虫曼氏裂头蚴寄生于人脑、眼、皮下等部位引起的一种人兽共患的寄生虫病。曼氏裂头蚴病在全球广泛分布，世界上有 39 个国家有该病的报告，多见于东亚和东南亚各国，欧洲、美洲、非洲和大洋洲也有报道。本病在我国分布广泛，不同地区居民的生活习惯不同，其感染方式也各不相同。我国大陆地区 1949 年 10 月—2010 年 7 月文献报道了 836 例裂头蚴病，分布于 26 个省、自治区、直辖市。报告病例数从多到少分别为广东、吉林、湖南、福建、海南、四川、上海、广西、浙江、湖北、重庆、河南、江苏、江西、贵州、安徽、辽宁、云南、北京、黑龙江、河北、青海、山东、新疆、甘肃、宁夏。患者年龄为 1 ~ 80 岁，以10 ~ 30 岁居多。曼氏裂头蚴感染人体的主要途径为裂头蚴或原尾蚴经皮肤或黏膜侵入，或者误食裂头蚴或原尾蚴。感染方式有以下 3 种：①局部敷贴生蛙肉于皮肤创伤、眼疾、龋齿部位而被感染；②生食或半生食含裂头蚴的蛙、蛇、

猪肉等；③饮用生水或游泳时误吞被感染的第一中间宿主剑水蚤。

曼氏裂头蚴可侵犯人体各组织，以眼裂头蚴病和皮下裂头蚴病最为常见，包括胸壁、颈部、乳房、腹壁、外生殖器、四肢等皮下出现游走性结节，或出现口腔颌面部裂头蚴病，口腔黏膜、耳后颊部等处出现皮下硬结，患处红肿、发痒。曼氏裂头蚴须经两个中间宿主才能完成其生活史：第一中间宿主为剑水蚤，第二中间宿主为蛙、蛇类。此外，还有众多鸟禽类和哺乳类为其转续宿主。狗、猫为曼氏迭宫绦虫最为常见的终末宿主。成虫长 60 ～ 100 cm，头节呈指状，背腹面各有一纵行的吸槽；每个节片中央可见一个凸起的子宫，呈螺旋状，开口于雌性生殖孔；卵巢分两叶，位于节片后部。终末宿主排出的虫卵形似橄榄核，大小为（52 ～ 76）μm × （31 ～ 44）μm，前端卵盖呈三角形，卵内充满卵黄细胞，卵细胞不明显。在水中，钩球蚴从虫卵内孵出，被剑水蚤吞食后，在其内发育成原尾蚴。若蝌蚪吞食感染了原尾蚴的蚤，则随着蝌蚪长大成蛙，原尾蚴发育成裂头蚴。若感染蛙被蛇类、鸟禽类等转续宿主吞食，则裂头蚴在其体内长期滞留。终末宿主吞食了感染蚤或转续宿主，则裂头蚴在其体内发育为成虫（图 21.11）。所以，人可充当其终末宿主，原本在第二中

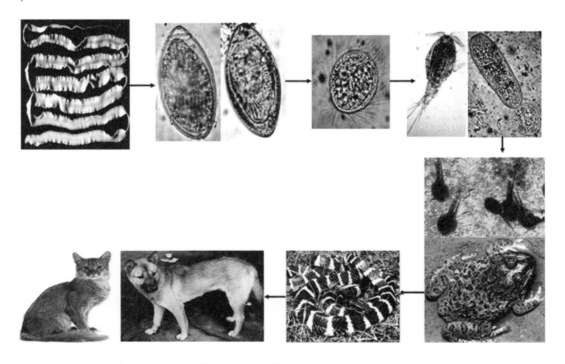

图 21.11　曼氏迭宫绦虫生活史

间宿主寄生的裂头蚴，可通过不同方式感染人体并造成损害。裂头蚴呈扁平条状，大小为（2～3）cm×（0.15～1.2）cm，不分节但具环皱褶；体前端无吸槽，但中央有一凹陷；多在蛙类大腿内侧皮下寄生。蛇因经常吞食蛙类，故其体内的裂头蚴数量可越积越多。

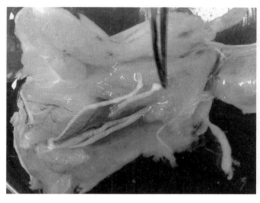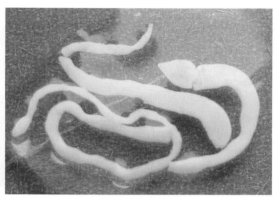

图 21.12　从蛙腿中分离的裂头蚴

21.5　裂头蚴病的临床表现与诊治

　　裂头蚴寄生于人体可引起曼氏裂头蚴病，危害远较成虫大，其严重程度因裂头蚴移行和寄居部位不同而异。裂头蚴寄生于人体的较常见部位是眼部、四肢和躯体皮下、口腔颌面部和内脏。这些部位可形成嗜酸性肉芽肿，致使局部肿胀，甚至发生脓肿。囊包直径一般为 1～6 cm，具囊腔，腔内蜷曲的裂头蚴可多达十几条。

　　（1）皮下裂头蚴病：最为常见，占患者总数的 35.53%（297/836），常累及躯干表浅部位，如腰背部、颈部、胸壁、腹壁、乳房、腹股沟、外生殖器、肛周，呈柱形或不规则条索状，大小不一，直径 0.5～5 cm，局部可有瘙痒、虫爬感等；若有炎症时可出现间歇性或持续性疼痛或触痛，或有荨麻疹。

　　（2）眼裂头蚴病：占 34.09%（285/836），多累及单侧眼睑或眼球，表现为眼睑红肿、结膜充血、畏光、流泪、微疼、奇痒、有虫爬感等，可伴有恶心、呕吐、发热等症状。在红肿的眼睑和结膜下，可有移动性、硬度不等的肿块或条索状物，直径约 1 cm；偶尔破溃，裂头蚴自动逸出而自愈。若裂头蚴侵入眼球内，可发生眼球突出、眼球运动障碍，严重者出现角膜溃疡，甚至并发白内障而失明。眼裂头蚴病在临床上常被误诊为麦粒肿、急性葡萄膜炎、眼眶蜂窝织炎、肿瘤等，往往在术后才被确诊。

（3）口腔颌面部裂头蚴病：占16.39%（137/836），以颊部、口腔为多，也发生于下颌、唇、舌、颜面或咀嚼肌等部位；常可在口腔黏膜或颊部皮下发现硬结或条索状肿物，直径0.5～3 cm，患处红肿、发痒或有虫爬感，且多有小白虫（裂头蚴）逸出史。

（4）中枢神经系统裂头蚴病：占12.44%（104/836），可发生于脑、脊髓或椎管内，脑裂头蚴病以侵犯额叶、顶叶较多见，也有侵犯颞叶、外囊、内囊、小脑和基底神经节者。目前，有7例椎管内裂头蚴病例报道，临床表现酷似脑瘤，常有阵发性头痛史，重者昏迷或伴喷射状呕吐、视力模糊、间歇性口角抽搐、肢体麻木或抽搐，甚至瘫痪等，极易误诊。脑裂头蚴病的临床表现多不典型且无特异性，临床症状主要取决于受累部位，以癫痫、轻偏瘫、头痛、视乳头水肿等多见。在临床上，脑裂头蚴病极易被误诊为脑胶质瘤、转移瘤、猪囊尾蚴病、结核性肉芽肿等。脑裂头蚴病的影像学表现主要为炎性肉芽肿及裂头蚴的占位性特征，常为多发病灶，其诊断需联合裂头蚴抗体血清免疫学检查。回顾性分析病例：CT检查均表现为低密度灶及不规则或点状增强灶，病灶或有迁移；MRI增强扫描对虫体形态显影佳；术中病灶与周围脑组织边界清楚，质韧，切面呈灰黄色，其内可见多发性黄豆大小的脓腔。此外，实验室血清免疫学检查寄生虫五项（比色ELISA法）具有高度的特异性和敏感性。对于脑裂头蚴病的治疗，使用吡喹酮仅可起到驱虫作用，但不能杀死脑裂头蚴。手术取出虫体及清除周围炎性肉芽肿是最有效的治疗手段。手术时机的选择至关重要，裂头蚴可生长在脑组织的任何部位，具有迁徙性，若病变累及重要功能区，应谨慎手术。若患者一般情况允许，可先行药物抗寄生虫治疗。

（5）内脏裂头蚴病：占1.56%（13/836）。临床表现因裂头蚴的移行与寄生部位不同而异：可侵犯腹腔内脏、肠系膜、阑尾、肾周组织；可经消化道侵入腹膜，引起炎症反应；可穿过膈肌侵入胸腔并累及胸膜，引起胸腔积液；还可向下侵及尿道。

22 生吃牛肉 引发的牛带绦虫病

　　生吃或半生吃牛肉也会得绦虫病，但与猪带绦虫病不相同。从名称上可以推测这两种绦虫分别与猪、牛有关。事实也的确如此，猪带绦虫的头节与牛带绦虫一样都具 4 个吸盘，但猪带绦虫的头顶还环列几十个小钩，而牛带绦虫没有（图 22.1），故两者又分别称为有钩绦虫与无钩绦虫。但是 20 世纪末，台湾学者发现在台湾山区的原住民（高山族、雅美族等少数民族）因当地习俗常生吃猪肝，进而感染上寄生虫，其形态特点与猪带绦虫近似，但其幼虫有钩而成虫无钩，故将其命名为猪带绦虫亚洲亚种。在我国广西、云南也发现了这种寄生虫的人体感染病例。

　　除虫体头节不同外，其虫卵的形态结构也有差别，卵壳胚膜内的条纹在牛带绦虫为放射状，而在猪带绦虫则为波浪状。两虫体一样寄生在人体的十二指肠，可引起腹痛、消化不良等症状。但猪带绦虫的虫卵可在人体内发育为囊尾蚴，并引起严重的临床表现，即囊虫病；而牛带绦虫的虫卵不能在人体内发育为囊尾蚴，所以人不会得牛囊虫病。牛带绦虫虫体比猪带绦虫更长，可达 4 m。

　　在流行疫区与分布上两虫种也有差别：不吃猪肉的人，除非个别因虫卵污染而发病，基本不发生猪带绦虫病；但其多食牛肉、牛肝，所以牛带绦虫感染比较严重。我国西南、西北地区的人有生吃牛肉的习惯，所以，牛带绦虫在这些局部地区流行。猪带绦虫的分布更为广泛，只是病例多为散在发生。

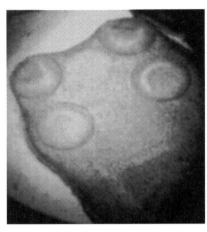

（1）头节

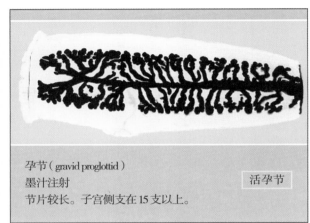

孕节（gravid proglottid）
墨汁注射
节片较长。子宫侧支在15支以上。

活孕节

（2）节片

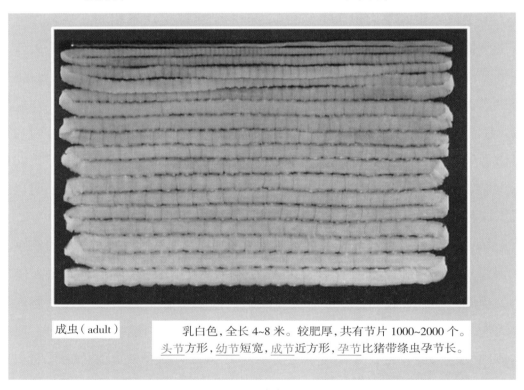

成虫（adult）

乳白色，全长4~8米。较肥厚，共有节片1000~2000个。
头节方形，幼节短宽，成节近方形，孕节比猪带绦虫孕节长。

（3）成虫

图22.1　牛带绦虫

临床表现：几乎每天都有虫体成熟的节片黏附在肛门口，引起瘙痒和不愉快感。多数患者有胃肠道及神经方面的症状，包括食欲亢进或减退、消化不良、恶心、呕吐、腹痛等。治疗用吡喹酮，20mg/kg，顿服。为驱出完整虫体，服药后40分钟须再服甘露醇250～500 mL导泻，以加快虫体排出。

23 牧区饲养宠物狗，
当防染上寄生虫病之癌症——包虫病

　　癌是人类健康的大敌，谈癌每每色变。而包虫病则是寄生虫病中的癌症，这不但是因为在一段很长的时间内本病都被误认为癌肿，还因为患者大多病情严重，致死率高，且没有效果特别好的治疗方法。直到 17 世纪，才有人猜测其可能由寄生虫引起。经过研究，虽然明确了病原和病因，但在治疗上仍然存在困难，对患者的危害仍然十分严重。

　　这是一种什么样的疾病呢？即由细粒棘球绦虫蚴虫引起的囊型包虫病（囊型棘球蚴病）和由多房棘球绦虫蚴虫引起的泡型包虫病（泡型棘球蚴病）。这种寄生虫病呈世界性分布，现今已成为全球性的卫生问题，其幼虫所致人畜共患疾病还在不断地扩散，也是被我国列入法定传染病管理的寄生虫病之一，主要流行于气候寒冷的高原牧区与半牧区，在我国主要分布于西北、西南及华北某些地区。囊型包虫病是新疆、甘肃、青海、西藏、内蒙古和四川西部最严重的人畜共患病，其流行具有显著的地域分布特征。流行病学资料显示：流行区人群血清抗体阳性率在 10% ～ 48%，B 超检出率则在 0.5% ～ 10%；有 12 种家畜被确定为中间宿主；其终末宿主——狗的感染率在 0.28% ～ 100%。1949—1996 年，许隆祺等从全国各地收集了 25696 例包虫病确诊病例，资料表明，在新疆、甘肃、青海、西藏、内蒙古、四川、陕西、山西、河北、天津、河南、湖南、山东、安徽、河西、黑龙江、云南、贵州、广西、广东、辽宁、吉林等 23 个省（市、自治区）的 344 个县（市）都有囊型包虫病原发病例报告。另外，上海、北京、福建、浙江等省（市）也陆续报告了原发性病例。

犬类是细粒棘球绦虫最适宜的终末宿主和主要传染源，绵羊是主要中间宿主，通过"犬—羊"循环完成病原的生活史，人误食虫卵也可成为中间宿主而发生棘球蚴病。棘球绦虫属绦虫的生活史在两种哺乳动物宿主中完成，不会发生人与人之间的直接传播。患者以农民与牧民为多，大多数在儿童期感染，至青壮年才出现明显症状。棘球属绦虫以成虫寄生于犬等食肉动物体内，我国现已知的棘球属绦虫为细粒棘球绦虫和多房棘球绦虫两种。

细粒棘球绦虫成虫寄生在狗、狼等动物的小肠内，以空肠较多，是绦虫类中最细小的一种。虫体长 2 ～ 7 mm，通常有 3 个节片，有时有 4 个节片，5 个或 6 个节片少见；虫体除头节、颈部外，尚有幼节、成节和孕节各一节（图 23.1 和图 23.2）。头节具顶突和 4 个吸盘，顶突上有大小两圈小钩，共 28 ～ 46 个，排列整齐，呈放射状；头节有很强的活动力，顶突可以充分伸缩（图 23.3）。头节的顶突有一群细胞，形成顶突腺，功能：①内分泌性质，与生长调节有关；②具有溶组织性，与头节邻近组织蛋白水解有关。故其分泌物可能具有抗原性。发育完好的链体，孕节内明显含有感染性虫卵，其成节位于倒数第二节或第三节。链体的最大宽度通常位于孕节的中部。细粒棘球绦虫节片的生殖孔通常在

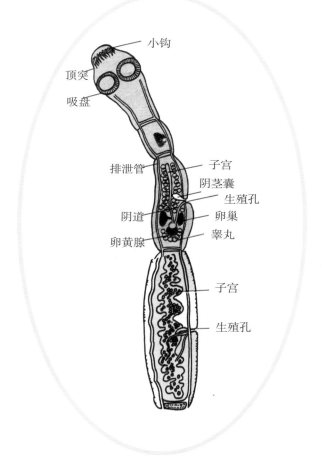

图 23.1　细粒棘球绦虫成虫

（资料来源：许隆祺. 图说寄生虫学与寄生虫病［M］. 北京：北京科学技术出版社，2016.）

中部后或近节片的中部。生殖孔在节片中的相对位置通常是鉴别细粒棘球绦虫和多房棘球绦虫的一种可靠指征。睾丸数量最少为 32 个，最多可达80 个。

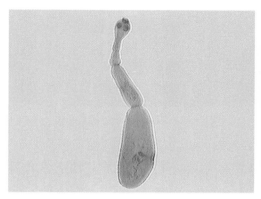
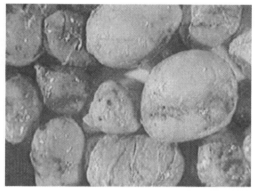

图 23.2 细粒棘球绦虫成虫染色标本　　　　图 23.3 原头蚴母囊

细粒棘球绦虫孕节子宫内充满虫卵。虫卵被人等中间宿主吞食后，在十二指肠内孵出的六钩蚴钻入肠壁，经肠系膜小静脉血管侵入各器官和组织的毛细血管；定居寄生的主要部位是肝脏，占人体棘球蚴感染的 70% 以上，其次为肺脏以及其他器官。侵入器官组织并定居的六钩蚴常受单核细胞攻击，存活下来并发育成一囊腔；随之宿主的组织反应显著，并有巨细胞和嗜酸性粒细胞浸润，外有一层宿主组织，为成纤维细胞。至第五个月，棘球蚴的直径达 1 cm，囊壁分为两层：①外层为角皮层，乳白色，无细胞结构，脆弱易破裂；②内层为胚层，又称生发层，具细胞核，向囊腔芽生出成群的细胞，这些细胞空腔化，形成一小囊并长出小蒂连接于胚层。小囊内壁上生成数量不等的原头蚴，此小囊称为育囊或生发囊。育囊可生长在胚层上或脱落至囊腔的囊液中。这一类型棘球蚴称为单房棘球蚴，母囊（图 23.4）内还可以产生子囊（图 23.4），甚至孙囊，游离于囊液中的育囊和原头蚴或子囊统称为棘球蚴砂或囊砂。囊液多者可达数千至数万毫升，每毫升囊液中可含多达 40 万个原头蚴。囊液中还含有钠、钾、钙、磷、葡萄糖、胆固醇、卵磷脂、非蛋白氮等多种成分。棘球蚴囊液中的蛋白质具有抗原性。

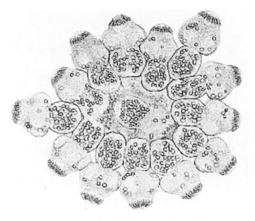

图 23.4　向内翻卷收缩的原头蚴头节

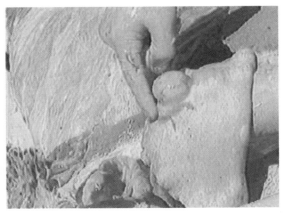

图 23.5　人体肝脏棘球蚴虫囊

　　细粒棘球绦虫棘球蚴对人体产生的危害主要是机械性损害和毒素作用。棘球蚴需经 5～20 年才能生长到较大，压迫邻近的器官组织，引起明显的临床症状和体征，出现炎性和组织反应。如果棘球蚴破裂，肝、肺、颅脑的重要器官发生病变（图 23.6 和图 23.7），都会直接威胁到患者的生命。囊液溢出，可使患者体内发生超敏反应，甚至诱发过敏性休克而致死。本病的诊断主要依靠免疫学方法，结合病史、临床表现综合判断。治疗方法除手术摘除外，还可用吡喹酮或阿苯达唑治疗，但疗程长，剂量大，用药须长达数个月至数年之久。手术治疗时应注意不要割破囊包，因为囊液具有很强的抗原性，漏出将引发严重的超敏反应。

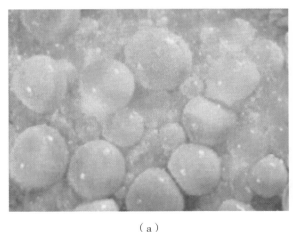

（a）

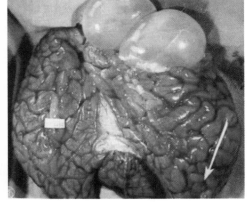

（b）

图 23.6　肝脏棘球蚴虫囊

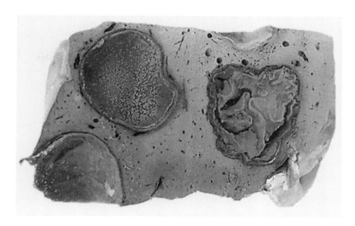

图 23.7　脑棘球蚴虫囊

虫卵随保虫宿主（狗）的粪便排至体外，人若进食了被虫卵污染的食物，或经常接触狗而没注意手卫生就会被感染。所以，对本病的预防应改变牧区旧有的习惯，不让狗吃羊的内脏，对狗进行治疗，现在有一种可用于狗的吡喹酮缓释剂，应推广使用。

都是生日蛋糕惹的祸
——误吃昆虫感染绦虫病

24.1 西里伯瑞列绦虫病

　　过生日少不了大大小小、形形色色的生日蛋糕。随着生活水平越来越高，小朋友们的生日也越来越隆重，常常能收到好几个生日蛋糕，除现场分享、品尝外，往往还会留下一些。但没想到，生日蛋糕却成了刚过 4 岁生日的小龙龙生病的罪魁祸首。过 4 岁生日的小龙龙不但没见长大，反而变得不爱吃饭，常肚子痛、腹泻、肛门瘙痒、睡觉时磨牙，血常规显示白细胞和嗜酸性粒细胞增高。医生怀疑有寄生虫感染，家长很疑惑，平时很注意卫生，怎么会得寄生虫病呢？在患儿的粪便中发现能伸缩的米粒样白色绦虫节片（图 24.1）和橄榄形虫卵，确诊为西里伯瑞列绦虫病（Raillietina celebenisis）。

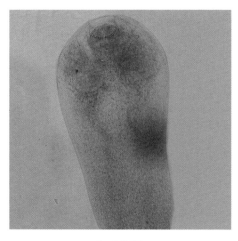
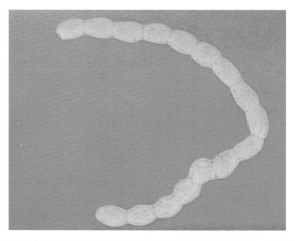

（a）头节　　　　　　　　　（b）从鼠或小孩粪便中分离的伸缩蠕动的米粒样白色节片

图 24.1　西里伯瑞列绦虫

那么，小龙龙得这个病与生日蛋糕有什么关系呢？这得从这种虫的生活史说起。这种绦虫的成虫寄生在人和鼠的肠内，含有虫卵的成熟孕节随粪便排出后被蚂蚁吞食；虫卵内的六钩蚴在蚂蚁体内发育成具感染性的似囊尾蚴。而蚂蚁最喜欢蛋糕这样的甜品，小小的蚂蚁钻入蛋糕中，人们极易忽视而将其吞食，从而被感染（图24.2）。若发现及时，在治疗上以吡喹酮最为有效，每千克体重10～20 mg即可达到90%以上的杀虫率。预防的办法是防鼠灭鼠，杀灭室内的蚂蚁，并避免食品被苍蝇、蟑螂、蚂蚁等叮咬爬行。另外，儿童常在土坑中玩耍或在地上爬行，较易沾染或误食蚂蚁而被感染，所以，常剪指甲以及吃东西前洗手是不容忽视的！人体感染病例多分布于东南亚、非洲、中南美洲各国和澳大利亚；国内则多见于台湾、福建、广东、浙江、海南、广西等省（区），感染者多为儿童，以2～5岁居多。

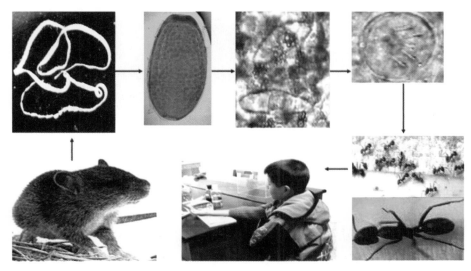

图 24.2　西里伯瑞列绦虫生活史

24.2　犬复孔绦虫病

犬复孔绦虫病与西里伯瑞列绦虫相似，这种虫是狗、猫常见的寄生虫。孕节脱落后随粪便排出，被中间宿主——多种蚤类吞食后，发育成似囊尾蚴。当狗、猫舔毛时，蚤类易被舔食。人的感染主要是误食跳蚤所致。成虫大小（10～50）cm×（0.3～0.4）cm，有200个节片；头节小，具有4个吸盘和一个能够外伸或内缩的顶突，顶突有1～7圈小钩，小钩的圈数与虫龄有关；成熟节和孕节均呈狭长形，孕节中充满储卵囊，每个囊内有虫卵 2～40 个。卵呈圆形，直径为 35～50 μm，无盖，外披两层薄卵壳，内含六钩蚴。虫卵被中间宿主蚤类的幼虫吞食后，即在其体内发育，经 30 天发育为似囊尾蚴；受染的蚤类若被犬、猫吞食，似囊尾蚴在小肠内约经 3 周发育为成虫。宠物猫、狗浓密的毛下是跳蚤最适宜的躲避之处，而宠物猫、狗往往与人密切接触，人就可能吞食跳蚤；另外，有的地方还有将捕到的跳蚤放在口中咬死的习惯，则受感染的机会就更多了（图 24.4）。因此，对于本病的预防，应：提倡饮食卫生和个人卫生；加强犬、猫的管理和灭蚤工作，定期给犬、猫驱虫；教育儿童尽量少玩弄和接触犬和猫。人感染后出现腹痛、腹泻等肠道寄生虫病症状。常用的治疗药物为吡喹酮、阿苯达唑等。

（a）成虫头节　　　　　　　（b）卵囊　　　　　　　（c）六钩蚴

图 24.3　犬复孔绦虫

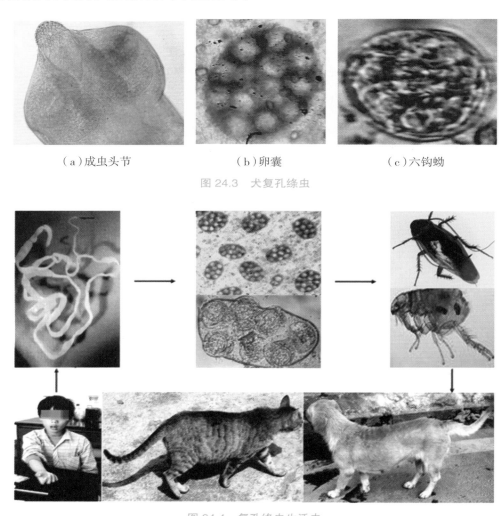

图 24.4　复孔绦虫生活史

24.3 短膜壳绦虫病

短膜壳绦虫病也是鼠类常见的寄生虫。孕节脱落后随粪便排出，被中间宿主——各种蚤类或面粉虫或蟑螂吞食后，发育成似囊尾蚴。人和鼠类误吃这些中间宿主即被感染。成虫的虫体纤细，长 5 ~ 80 mm，体部节片有 100 ~ 200 个；头节小，呈球形，有 4 个吸盘，前端有一能伸缩的顶突，其上有 20 ~ 30 个小钩；体节宽度大于长度（图 24.5）。虫卵圆形或椭圆形，大小为（48 ~ 60）μm × （36 ~ 48）μm，灰白色，壳薄透明，中央有一胚膜，内含六钩蚴。胚膜两端稍突起，并各自发出 4 ~ 8 根丝状物。似囊尾蚴比长膜壳绦虫的大，长 0.597 ~ 0.832 mm，宽 0.208 ~ 0.240 mm，在尾部上方两侧各一对六胚钩。生活史与长膜壳绦虫相似，不同点在于它可自身感染。终末宿主为鼠类，成虫产出的虫卵随粪便排出后已具感染性，若被中间宿主蚤类、甲虫等吞食，卵中六钩蚴即发育成似囊尾蚴；人、鼠食入含似囊尾蚴的中间宿主即被感染，且似囊尾蚴在其体内发育为成虫（图 24.6）。从吞食虫卵至虫卵发育到成虫需 2 ~ 4 周。本病的主要临床表现有头痛、头晕、失眠、惊厥、食欲不振、恶心、呕吐、腹痛、腹泻、消瘦等神经系统和消化系统症状。粪检发现虫卵即可确诊。采用吡喹酮 20 mg/kg 顿服治疗。

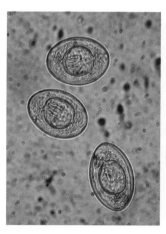

（a）虫卵

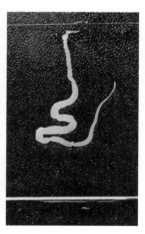

（b）成虫

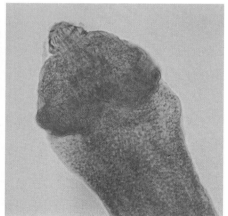

（c）头节

图 24.5　短膜壳绦虫

本病广泛分布在全球热带和温带地区，在我国，分布于北京、内蒙古、吉林、上海、江苏、安徽、江西、湖南、海南、四川、贵州、甘肃、青海、陕西、辽宁、广东、广西、福建、宁夏、山西、浙江、山东、云南、湖北、黑龙江、河北、天津、河南、西藏和新疆。预防要点：被甲虫污染的面粉、大米等食品必须除虫后彻底煮熟才能食用；改变将跳蚤塞入口内咬死的不良卫生习惯。

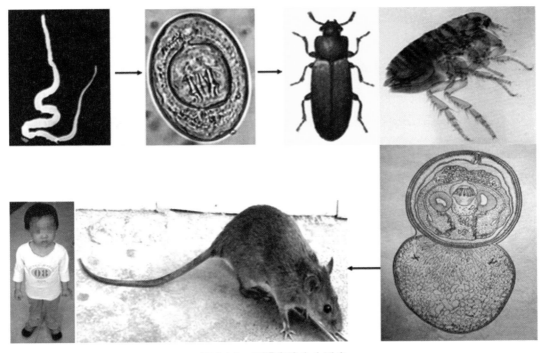

图 24.6　短膜壳绦虫生活史

24.4　长膜壳绦虫病

长膜壳绦虫病也是鼠类常见的寄生虫。孕节脱落后随粪便排出，被中间宿主——各种蚤类或面粉虫或蟑螂吞食后，发育成似囊尾蚴。人和鼠类误吃这些中间宿主即被感染。长膜壳绦虫（图 24.7）成虫比短膜壳绦虫大，长 200～600 mm，节片有 800～1000 个；成虫头节呈球形，前端具有凹陷、发育不全的顶突，无小钩，周围有 4 个细小的吸盘。虫卵圆形，黄褐色，直径 58.52～70.84 μm；壳稍厚，中间或一侧有一圆形胚膜，

内含六钩蚴，外壳与胚膜间有一空隙，充满透明胶质体。似囊尾蚴全长为
0.597 ～ 0.832 mm，囊体椭圆形，宽度为 0.208 ～ 0.240 mm；尾部与囊体
没有明显界线，但尾部较长，有 0.352 ～ 0.567 mm。鼠类是主要的终末宿
主，人只是偶然感染。本虫的中间宿主众多，除蚤类外，还包括多种甲虫、
蟑螂及鳞翅目的昆虫。成虫孕节脱落后随粪便排出，被中间宿主吞食，在
其肠内孵出六钩蚴，再发育成似囊尾蚴；终末宿主食入含似囊尾蚴的中间
宿主，似囊尾蚴在其体内发育为成虫（图 24.8）。从吞食似囊尾蚴至成虫
排出虫卵约需 3 周。

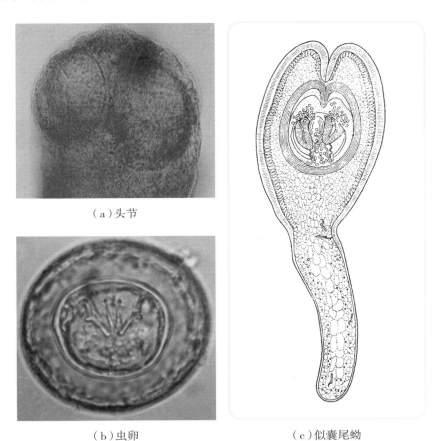

（a）头节

（b）虫卵

（c）似囊尾蚴

图 24.7　长膜壳绦虫

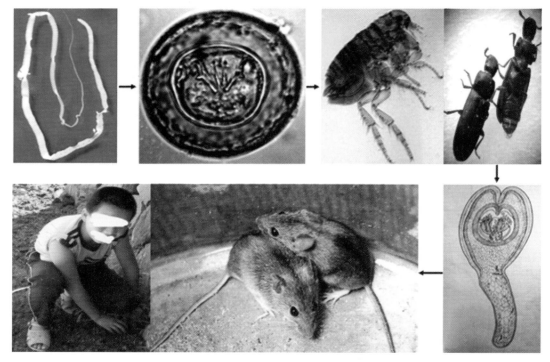

图 24.8　长膜壳绦虫生活史

　　本病呈全球性分布，在国内，主要分布于上海、江苏、安徽、江西、湖南、海南、四川、贵州、陕西、辽宁、广东、广西、福建、宁夏、浙江、云南、湖北、河北、河南、西藏和新疆。主要临床表现为轻微头痛、失眠。查出虫卵即可确诊。治疗用吡喹酮 20 mg/kg 顿服。预防同短膜壳绦虫病。

吃生鱼片
可能感染阔节裂绦虫病

阔节裂绦虫病是通过生食或半生食淡水鱼和海鱼感染人体的一种绦虫病。成虫寄生于人、狗、猫、熊等 20 多种哺乳动物的小肠，引起消化道贫血症状。该虫成虫很长，多在 4 ～ 6 m，最长可达 10 m，是已发现的寄生于人体最长的虫，具有 3000 ～ 4000 个节片（图 25.1）。头节细小，呈匙形或棍棒状，背、腹有一对深裂陷的吸槽，颈部细长，成熟节片均宽大于长。虫卵呈卵圆形，大小（55 ～ 76）μm ×（41 ～ 56）μm，浅灰褐色，卵壳较厚，一端有明显卵盖，另一端有小棘，卵内含有一个卵细胞和多个卵黄细胞（图 25.2）。成虫主要寄生于宿主小肠，在宿主体内可存活 20 年以上。虫卵随宿主粪便排出后，在适宜温度的水中孵出幼虫，称为钩球蚴。钩球蚴被第一中间宿主剑

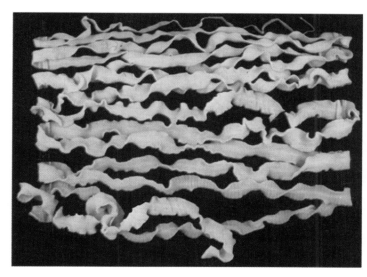

（a）成虫

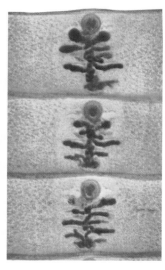

（b）孕节

图 25.1　阔节裂绦虫

水蚤吞食后，在其体内 2～3 周发育为原尾蚴。感染原尾蚴的剑水蚤被鱼类吞食后，原尾蚴在鱼的肌肉、性腺、肝脏等处经 1～4 周的发育，成长为 2～4 cm 的裂头蚴（图 25.3）。第二中间宿主主要为鲑鱼、比目鱼、梭子鱼等或肉食鱼类（通过吞食小型鱼类而感染裂头蚴）。当人生食、半生食鱼肉时，裂头蚴进入人体内，附着于肠壁，并迅速生长发育，经 3～5 周发育成熟。

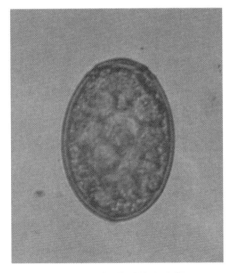 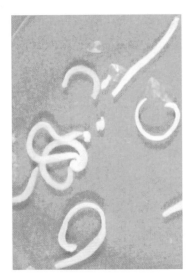

图 25.2　阔节裂绦虫虫卵　　　　　　图 25.3　寄生在鱼体的阔节裂绦虫裂头蚴

阔节裂绦虫病分布广泛，主要分布在欧洲、美洲的亚寒带与温带地区，是当地常见的寄生虫病之一。患者多因常吃生鱼片而被感染，但其第一中间宿主为淡水的水蚤类，第二中间宿主是淡水鱼。鲑鱼等虽生活在海洋中，但其在产卵生殖季节却洄游到淡水流域，食入感染了裂头蚴的小鱼又游回大海，大鱼吃小鱼是在宿主间传播感染的一种方式。所以，爱吃鲑鱼的黑熊在 20 多种终末宿主中感染率最高。有关研究资料证明，裂头蚴除在鱼类间传播外，也可在两栖类和爬行类的动物体内存活，在自然界中存在众多阔节裂绦虫的转续宿主。我国仅有少数病例报道。感染者出现不同程度的消化系统症状，如腹部不适、饥饿痛、上腹饱胀、食欲减退、恶心、呕吐以及体重减轻、营养不良和贫血。该病的确诊主要依靠在粪便中查出孕节和虫卵。驱虫治疗与带绦虫病相同。

第五篇 | 其他

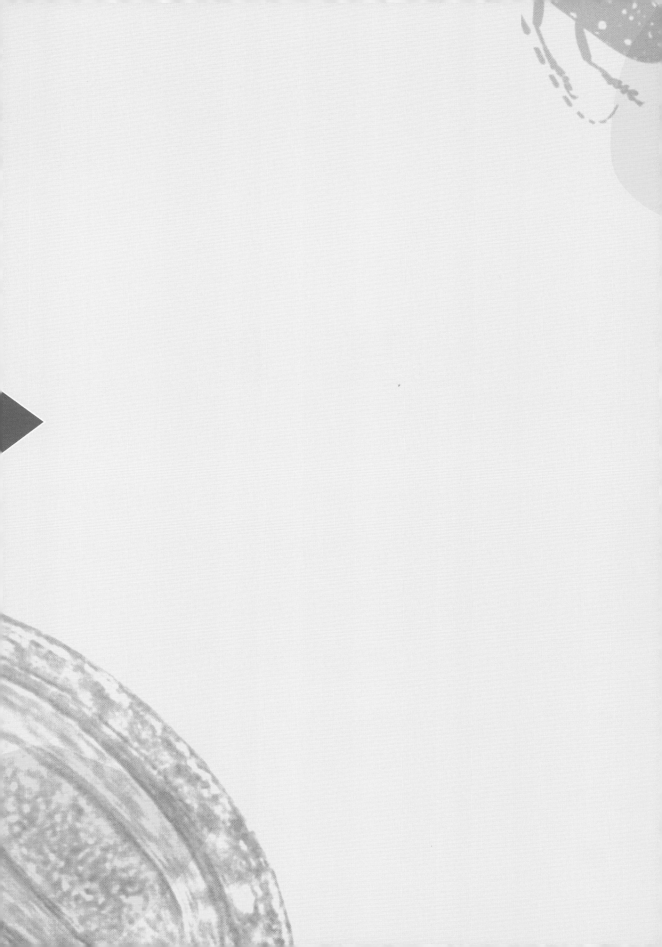

26 生吃金龟子、天牛 感染猪巨吻棘头虫病

这是一种由金龟子和天牛等昆虫传播的猪巨吻棘头虫。这种虫在国内外广泛分布，猪是主要终末宿主。散养猪和野猪常在野外翻土觅食，很容易吞食感染该虫的甲虫。中间宿主为金龟子、天牛等 30 多种甲虫。成虫似蛔虫，圆柱状，雌雄异体，体表有横纹，分吻突、颈部与体部（图 26.1）。吻突上有五六排吻钩，每排五六个。雄虫长 5 ～ 10 cm，宽 0.3 ～ 0.5 cm，尾端有一交合伞，平时缩入体内。雌虫长 20 ～ 65 cm，宽 0.4 ～ 1 cm，子宫内充满虫卵。虫卵似橄榄核，大小为（67 ～ 110）μm×（40 ～ 65）μm。成熟卵为深褐色，壳表面密布均匀的小凹陷。内含棘头蚴。终末宿主排出的虫卵被中间宿主金龟子等甲虫吞食后，卵内棘头蚴逸出并发育成感染性的棘头体。猪等终末宿主若摄食感染了该虫的甲虫，则棘头体经 5 ～ 12 周在其体内发育为成虫并产卵（图 26.2）。人体不是适宜宿主，棘头体一般不能在人体内发育到成虫，但

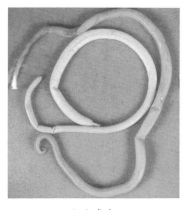
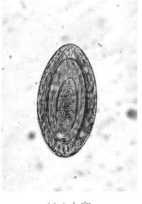
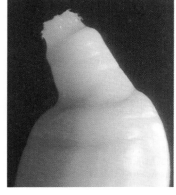

（a）成虫　　　　　　　　（b）虫卵　　　　　　　　（c）头节

图 26.1　猪巨吻棘头虫

对人体的危害极大，常引起肠穿孔、腹膜炎等。该虫在国内外广泛分布。我国辽宁、吉林、黑龙江、北京、天津、河北、山西、内蒙古、上海、江苏、安徽、江西、福建、山东、河南、广东、广西、四川、贵州、云南、西藏、陕西、甘肃、青海、新疆等省（市、区）均发现猪体内有此虫寄生。

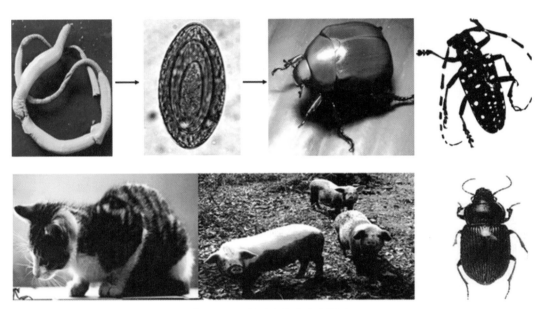

图 26.2　猪巨吻棘头虫生活史

27

舌形虫
是一种很特别的寄生虫

舌形虫的种类很多，但能寄生人体的仅有10种，其中我国有4种，即锯齿状舌形虫、尖吻蝮蛇舌状虫、串珠蛇舌状虫和台湾孔头舌虫。终末宿主包括爬行类、哺乳类、鸟类、鱼类、两栖类。人是非正常宿主，人的感染主要是喝蛇血，吞蛇胆，生吃或半生吃蛇、牛、羊、狗等肉类与内脏所致，以吞食蛇胆被感染最为常见。

虫体扁平，有众多轮状环；头胸部有口，下方有两对前后排列的钩（图27.1）。成虫大小根据虫种不同而异。锯齿状舌形虫雌虫为（80～57）mm×（6～7.5）mm；尖吻蝮蛇舌状虫雌虫为（47～130）mm×（3～4）mm，雄虫为（26.6～35）mm×（3.4～5）mm。成虫寄生在肺部和呼吸道，产出的虫卵随痰、唾液、鼻腔分泌物或粪便排至体外并污染水源、食物等。

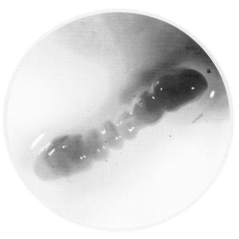

图 27.1　一种舌状虫的成虫

临床表现：可在各脏器间移行并结囊，引起严重症状，如持续发热、剧烈和持续腹泻、腹痛、腹水、阻塞性黄疸、淋巴管阻塞、气胸、心包炎、腹膜炎、青光眼、急性虹膜炎等。无特殊疗法，多手术摘除。

28 饮生水
会得哪些寄生虫病

水是任何生物都需要的物质，所以饮水卫生分外重要，不但要求水质优良，还要注意饮用方式。在农村、山区或野外，饮生水并不少见，但是，看起来清澈干净的溪坑水，很可能潜伏着肉眼看不见的病原体，如下几种寄生虫病就是通过饮生水传播的。

28.1 曼氏裂头蚴病

曼氏迭宫绦虫是孙中山先生的良师益友、英国著名热带病专家曼森（Manson）在我国厦门患者身上发现的寄生虫。曼氏裂头蚴是其感染性幼虫。曼氏迭宫绦虫可因寄生部位的不同而引起不同的疾病，一种是寄生在人和猫、犬等动物的小肠内，引起以腹痛、消化不良等消化道症状为主的曼氏裂头绦虫病，经口感染而在小肠定居者一般可正常发育至成虫；另一种是寄生在宿主皮下形成游走性皮下结节的曼氏裂头蚴病，常由将生蛇、蛙肉敷贴于皮肤创口、黏膜等引起。曼氏裂头蚴只要具有头节，就可侵入宿主的皮下寄生，但由于不是适宜场所，因此只能长期保持幼虫状态，并经常移行，形成肿块或结节。

本虫的生活史须经过多个宿主，寄生在小肠的成虫产出的两端尖、中间大、橄榄形的虫卵入水后孵出钩球蚴；蚴虫被水中桡足类剑水蚤吞食，发育成原尾蚴；带原尾蚴的剑水蚤被蝌蚪吞食后发育成裂头蚴。由于原尾蚴具有感染性，而生活在水中的剑水蚤个体很小，多为 1 mm 上下，且无色透明，肉眼无法看清，数量又极多，因此，饮生水或在江河湖泊游泳时吞入水，就有可能食入剑水蚤而感染。进入体内的原尾蚴经肠壁入腹腔或其他组织，发育成裂头蚴而致病；也有的病例是在游泳时被原尾蚴侵入眼结膜而感染。

28.2　刚刺颚口线虫

刚刺颚口线虫（*Gnathostoma nispidum*）的感染与上述裂头蚴有相似之处：成虫寄生在人和动物的胃、食管、肾脏等处，产出虫卵并排出；虫卵入水，孵出的幼虫被剑水蚤吞食并发育为第Ⅱ期和第Ⅲ期幼虫。此期幼虫即具有感染性，因此，人若饮用生水就有可能感染上刚刺颚口线虫病。

28.3　麦地那龙线虫

麦地那龙线虫（*Dracunculus medinensis*）多寄生在人体手、腿或背部，引起水疱。当患者患部与水接触，雌虫子宫内的幼虫即逸出。主要临床表现为病变部位出现皮疹、腹泻、恶心、头晕、局部水肿、瘙痒、灼痛，甚至继发细菌感染。幼虫入水后被剑水蚤吞食并发育为第Ⅲ期感染性幼虫，因此，人若饮用生水就有可能感染上麦地那龙线虫病。

28.4　并殖吸虫

并殖吸虫（*Paragonimus*），也称肺吸虫，种类繁多，是寄生于人和猫科、犬科动物肺脏和皮下组织的寄生虫，人通常因生吃或半生吃（腌、醉、炒、烤蟹或蝲蛄）而被感染。溪蟹在换壳或死亡后，其体内的肺吸虫囊蚴因有坚韧的壁保护，在水中可存活较长的时间，所以，人若长期大量饮用山坑水、溪水，就有可能感染上并殖吸虫病。另外，使用肺吸虫的第一中间宿主螺蛳体内的尾蚴进行动物试验，亦可获得成虫，说明尾蚴具感染性。而螺体内的尾蚴属于无性裂殖，可长期、不断地逸出到水中，因此，经常饮用生水的人、野猫等终末宿主，在天长日久的累积下，被并殖吸虫感染的可能性是很大的。

 28.5 蓝氏贾第鞭毛虫

有一种被称为"旅游者腹泻"的疾病，其病原体为蓝氏贾第鞭毛虫。本虫多寄生于人及某些动物的小肠内，病原体随排泄物广泛分布于外界环境。人的感染多由饮用生水所致，故本病又是"水源性疾病"的代表。

此外，饮生水还可感染血吸虫、阿米巴等寄生虫，但不是这些疾病的主要感染方式。总之，即使是清澈的水，也可能存在多种看不见的病原体，如细菌、病毒、寄生虫，但是，只要加热煮开就可以杀灭这些病原体，预防病从口入并不困难，而难在宣传教育和改变观念。

29 外出旅游须谨慎，避免感染寄生虫病

随着经济的发展，人民的生活水平逐步提高，越来越多人选择旅游作为休闲娱乐的方式，不管是走遍国内的名川大山、名胜古迹，还是向东南亚的新马泰、东北亚的俄韩日，乃至欧洲、美洲进发……旅游是一件愉快的事，既能增长见识、打开眼界，又能放松身心、强身健体。而在旅游活动中，玩和吃是重要的组成部分，但出门在外，不适当的玩和吃却容易引发许多问题，特别是食源性寄生虫病。若在旅途中感染上寄生虫病，则旅客往往满怀兴致而去，败兴而归。

29.1 肺吸虫病

福建省连江县曾有 4 位在西安打工的青年，在工作之余结伴登华山。他们在山下旅馆里吃了一碗焖蟹，结果一周后，4 人先后出现发热、疲乏无力，且身上长出许多小结节，其中一个人查到感染了肺吸虫，随后，其他 3 人也陆续查出肺吸虫阳性。

曾有一位老师到黄山旅游，恰巧抓到了 2 只溪蟹，并摘下了 4 条蟹腿吸食。没想到在几个月后，这位老师就出现了咳嗽、发热，以至于上课都十分艰难；就医检查发现嗜酸性粒细胞增高。

许多旅游景点以名山秀水吸引游客，而这些林木葱茏的高山峡谷、潺潺流水，正是肺吸虫各阶段宿主——螺、蟹和许多野生动物适宜的孳生地，肺吸虫病就在这些动物中循环，而人的介入只是偶然发生。

29.2 旋毛虫病、囊尾蚴病和猪（牛）带绦虫病

旋毛虫病多见于河南郑州、辽宁沈阳等地，大多为进食未煮熟的涮羊肉所致。有的羊肉在屠宰和销售前审检不严，涮火锅时为防肉太老、太硬而未将其煮熟煮透，则肉中的部分幼虫未被杀死而致感染。类似的情况还见于经常进食肉包和大块卤猪肉引起的猪（牛）带绦虫病与猪囊尾蚴病。福州和漳州是其轻度流行区。有些不法商贩将病肉以卤、腌或制成肉包等形式加工后兜售，若没煮（蒸、腌）透，则部分未被杀死的幼虫可感染人体。

29.3 广州管圆线虫病

旅游者若在野外河沟捕捉福寿螺，敲去其壳，火烤而食，则往往会因螺头部肌肉坚硬而食入未熟透的螺内，就有可能感染上广州管圆线虫病，造成严重后果。另外，有些餐馆经营者为降低成本，将这种廉价螺混充味美质优的海产螺，用于制作炒螺片（为保持其脆，只可猛火急炒，螺肉没有熟透的风险较大）或生螺片，使人误吃而感染。这类病例在东北、福建、浙江都陆续出现过。

吃生鱼片而感染肝吸虫等就更算不上罕见了，还有其他诸如棘颚口线虫病等。

总而言之，不是说旅游时什么都不能品尝，只是一定要吃完全熟透的食物。高高兴兴出游，平平安安归来，旅游才能真正成为一项有益身心健康的休闲娱乐活动。

参考文献

[1] 于恩庶. 弓形虫病学 [M]. 福州：福建科学技术出版社，1996.

[2] 中华人民共和国卫生部疾病控制司. 肠道寄生虫病防治手册 [M]. 福州：福建教育出版社，1996.

[3] 林金祥，李友松，周宪民，等. 食源性寄生虫病图释 [M]. 北京：人民卫生出版社，2008.

[4] 周晓农，陈家旭，闻礼永，等. 食源性寄生虫病 [M]. 北京：人民卫生出版社，2009.

[5] 汤林华，许隆祺，陈颖丹. 中国寄生虫病防治与研究 [M]. 北京：科学出版社，2012.

[6] 许隆祺. 图说寄生虫学与寄生虫病 [M]. 北京：科学出版社，2016.

[7] 中国科学院中国动物志编辑委员会. 中国动物志·扁形动物门·吸虫纲·复殖目（一）[M]. 北京：科学出版社，1985.

[8] 刘月英，张文珍，王耀先. 医学贝类学 [M]. 北京：海洋出版社，1993.

[9] 戴爱云，冯钟琪，陈国孝，等. 中国医学甲壳动物 [M]. 北京：科学出版社，1984.

[10] 戴爱云. 中国动物志 [M]. 北京：科学出版社，1999.

[11] 诸欣平，苏川. 人体寄生虫学 [M]. 北京：人民卫生出版社，2018.

[12] 沈一平，邵向云，李友松. 实用肺吸虫病学 [M]. 北京：人民卫生出版社，2008.

[13] 丁晓雯，柳春红. 食品安全学 [M]. 北京：中国农业大学出版社，2016.

[14] 李祥瑞. 动物寄生虫病彩色图谱 [M]. 北京：中国农业出版社，2011.

[15] 陈艳. 食源性寄生虫病的危害与防制 [M]. 贵阳：贵州科技出版社，2010.

[16] 姜培珍. 食源性疾病与健康 [M]. 北京：化学工业出版社，2006.

[17] 段义农，王中全，方强，等. 现代寄生虫病学 [M]. 2 版. 北京：人民军医出版社，

2015.

[18] 汪世平. 医学寄生虫学 [M]. 北京：高等教育出版社，2004.

[19] 陈清泉，林秀敏. 中国颚口线虫与颚口线虫病 [J]. 武夷科学，1992，9：221-244.

[20] 黄锦源，林金祥，张良应，等. 福建省将乐县猪体感染颚口线虫调查研究 [J]. 中国人兽共患病学报，2008，1：89-90.

[21] 林金祥，程由注，梁崇真，等. 日本棘隙吸虫的流行病学调查与实验感染 [J]. 中国寄生虫学与寄生虫病，1985，2：89-91.

[22] 肖祥，张帮助. 安徽人体感染日本棘隙吸虫的发现及流行病学调查 [J]. 中国人兽共患病学报，1993，3：35-36.

[23] 潘林祥，杨佐河，姚良治，等. 广东省梅州市福建棘隙吸虫流行病学调查 [J]. 海峡预防医学，2002，3：40-41.

[24] 蔺西萌，许汴利，常江，等. 河南省发现淡水鱼感染日本棘隙吸虫 [J]. 中国人兽共患病学报，1998，14（5）：23-23.

后记

笔者自 1997 年从福建医科大学毕业后就一直在基层疾病预防控制中心工作，致力于传染病、寄生虫病的防治，曾多次参与寄生虫的调查工作，也曾到田间、小溪寻找寄生虫的中间宿主，在多年的工作中积累了一些关于寄生虫及寄生虫病的资料和图片。

随着现代医学的发展，人们抑制了某些由病毒、细菌引起的传播性疾病，而多种由寄生虫导致的疾病也渐渐变得罕见，甚至许多医生都只能从相关书籍和病案中了解到寄生虫及寄生虫病的零星知识，因此在临床上遇到相关病例时容易造成误诊、漏诊。这也是我们出版这本书的初衷。

同时，也希望能通过这本书提醒人们，寄生虫以虫卵、成虫的形式存在于自然环境中，存在于野生动物体内，可对人类的身体造成伤害，但寄生虫病并不可怕，是可防可治的疾病。

2022 年夏天，征求原福建省疾控中心寄生虫病专家程由注主任技师和漳州市疾控中心蔡茂荣主任医师意见后，笔者决定整理一本科普读物，并将其定名为《谨防吃出来的寄生虫病》。在此过程中得到了很多专家的帮助，特别要感谢原福建省疾病预防控制中心李友松主任医师提供部分书稿资料、中国人民解放军联勤保障部队第九〇〇医院李东良主任医师提供肝吸虫病例部分资料，以及河南省疾病预防控制中心蔺西萌主任医师提供肝毛细线虫病例部分资料。

吴文勇

2023 年 12 月